脉因证治

元·朱震亨 原著

欧阳兵 周霞 点校

天津出版传媒集团
天津科学技术出版社

图书在版编目(CIP)数据

脉因证治 / (元) 朱震亨原著 ; 欧阳兵 , 周霞点校
. -- 天津 : 天津科学技术出版社 , 2000.08（2025.3 重印）
（实用中医古籍丛书）
ISBN 978-7-5308-2863-2

Ⅰ . ①脉… Ⅱ . ①朱… ②欧… ③周… Ⅲ . ①脉学 - 中国 - 元代 Ⅳ . ① R241.1

中国版本图书馆 CIP 数据核字 (2000) 第 62154 号

脉因证治
MAIYIN ZHENGZHI
责任编辑：胡艳杰
出　　版：天津出版传媒集团 / 天津科学技术出版社
地　　址：天津市西康路 35 号
邮　　编：300051
电　　话：（022）23332695
网　　址：www.tjkjcbs.com.cn
发　　行：新华书店经销
印　　刷：北京捷迅佳彩印刷有限公司

开本 787×1092　1/32　印张 8.25　字数 100 000
2025 年 3 月第 1 版第 4 次印刷
定价：43.00 元

内容提要

本书是元代名医朱震亨(丹溪)的门人根据《丹溪手镜》并总结朱氏临证经验而成。书分上下两卷,凡七十篇。上卷主述内科病证,下卷包括外、妇、儿科病证。每篇论述一证,每证先辨其脉,后因其证,再论其治。其论简而该,约而尽,又酌采众家之说,集多家之长,极切学用,历被奉为学医津梁。至今仍为中医临床工作者不可多得的重要参考书。

点校说明

朱震亨，字彦修，号丹溪，生于元·至元辛巳（1281年），卒于至正戊戌（1358年），享年78岁，浙江义乌人（今浙江义乌县赤磊区赤岸镇）。

丹溪翁毕生精于临床，勤于著述。其著作约有三十余种，凡三百余卷。《格致余论》《局方发挥》《丹溪手镜》等出其手笔，《脉因证治》《丹溪心法》等为门人整理。

《脉因证治》一书，是丹溪门人根据其《丹溪手镜》并总结其临床经验而成。是书“简而该，约而尽，学者循是而窥长沙。如得其船与楫，沿而不止，固自不可量也”。历来被奉为学医津梁。本书先辨脉，而后因证，最后论治。全书上、下二卷，凡七十篇。上卷主述内科病证，下卷包括外、妇、儿科病证。

一、本次点校，以清·乾隆四十年乙未（1775 年）合志堂刊本为底本，清·光绪三十三年丁未（1907 年）津门医学会刻本为主校本，以《丹溪手镜》《中国医学大成》本为参校本。

二、本次点校以对校、本校为主，他校为辅，慎用理校。

三、底本与校本异文时，凡确认为底本误、脱、衍、倒者，均据校本予以改正，并出校记。难定是非者，在校记中说明。

四、书中异体字、古今字均迳改为规范简体字，不出校记。

五、原书为繁体竖排，今改为简体横排。原书之“右”，均迳改为“上”，“左”迳改为“下”，不出校记。

缪　　序

余自归里后，杜门不与世事接。先太宜人病痰饮，延叶眉寿治，历四年弗痊，而眉寿谓为痼疾难效。因遍览方书，颇会其旨，拣方以治，不一年而瘳。后遂旁收博采，穷幽极渺，而于长沙、河间、东垣、子和、丹溪诸书尤三致意焉。窃尝谓医之有长沙，时中之圣也；而四家并峙，犹清任和之各成其圣，偏焉而至者也。学不从此参究，犹航断港绝潢以望至于海也，其能之乎？但四家自河间、东垣而外，子和文多缺略，未为全书；丹溪著作，类出门人记载。惟闻《脉因证治》一书简而赅，约而尽。学者循是而窥长沙，如得其船与楫，沿而不止，固自不可量也。而流传绝少，历三十年未获一嗒，心常怏怏。岁乙未，客有持来示余，欲广诸同好，亟请付梓，不禁欣感交集，以为一线灵光，忽然涌现，真为桑榆之幸。因不辞而为之序，以弁其首。

乾隆乙未仲夏吴趋缪遵义书于芝田山房

目　录

脉因证治卷一 …… 001

一、卒尸 …… 001

二、痹 …… 003

三、痓即痉也 …… 006

四、痿 …… 007

五、厥 …… 010

六、伤寒 …… 011

七、大头肿痛附蛤蟆瘟 …… 035

八、霍乱 …… 036

九、瘟病 …… 037

十、伤暑 …… 038

十一、疟 …… 040

十二、疸 …… 046

十三、劳劳极　烦热　劳瘵 …… 048

脉因证治卷二 ……………………………… 060
十四、热 ……………………………… 060
十五、吐衄下血 ……………………………… 067
十六、下利 ……………………………… 073
十七、泄 ……………………………… 082
十八、自汗　头汗 ……………………………… 086
十九、淋附小便不禁　肾脏风 ……………………………… 086
二十、头目痛附脑痛、眉骨痛 ……………………………… 090
二十一、眩晕 ……………………………… 096
二十二、心腹痛 ……………………………… 097
二十三、腰痛附腰胯肿痛、腰软 ……………………………… 102
二十四、肩背痛附腰髀痛 ……………………………… 106
二十五、胁痛附身体痛 ……………………………… 107
二十六、逆痰嗽 ……………………………… 109
二十七、喘附哮 ……………………………… 119
脉因证治卷三 ……………………………… 122
二十八、宿食留饮附痰饮 ……………………………… 122
二十九、嗳气吞酸嘈杂附槃气 ……………………………… 129
三十、积聚附痰块 ……………………………… 131
三十一、消渴 ……………………………… 138
三十二、痞 ……………………………… 143
三十三、肿胀 ……………………………… 145

三十四、呕吐哕 …………………………… 155
三十五、噎膈 ……………………………… 163
三十六、疮疡 ……………………………… 166
三十七、痈疽附瘿瘤 ……………………… 173
脉因证治卷四 ………………………… 182
三十八、乳痈 ……………………………… 182
三十九、瘰 ………………………………… 183
四十、发斑 ………………………………… 185
四十一、丹疹 ……………………………… 185
四十二、金疮附油火刀犬等伤 …………… 186
四十三、倾仆 ……………………………… 187
四十四、百药中伤 ………………………… 189
四十五、癫狂附痫 ………………………… 189
四十六、惊悸 ……………………………… 192
四十七、疝癞 ……………………………… 194
四十八、脚气 ……………………………… 199
四十九、虫附狐惑 ………………………… 204
五十、喉痹 ………………………………… 205
五十一、口 ………………………………… 208
五十二、舌 ………………………………… 208
五十三、目 ………………………………… 209
五十四、耳 ………………………………… 214

五十五、鼻 …………………………………… 214
五十六、齿 …………………………………… 216
五十七、结燥 ………………………………… 217
五十八、痔漏 ………………………………… 220
五十九、妇人产胎…………………………… 223
六十、带下 …………………………………… 229
六十一、经候 ………………………………… 232
六十二、崩漏 ………………………………… 234
六十三、小儿证 ……………………………… 236
六十四、杂证 ………………………………… 238
六十五、杂治 ………………………………… 240
六十六、脏证 ………………………………… 241
六十七、七情证 ……………………………… 243
六十八、杂脉 ………………………………… 244
六十九、察视 ………………………………… 247
七十、汗 ……………………………………… 248

脉因证治卷一

元金华朱丹溪震亨撰著

一、卒　尸

【脉】 寸口沉大而滑，沉则为实，滑则为气，实气相搏，厥气入脏则死，入腑则愈。唇青身冷为入脏，死；身和汗自出为入腑，则愈。紧而急者为遁尸；少阴不至，肾气衰、少精血，为尸厥。趺阳脉不出，脾不上下，身冷硬，呼之不应，脉绝者死；脉当大，反小者死。

【证治】 在外者可治，入里者死。血气并走于上，则为厥，暴死。素有痼疾，新加卒病，先治卒病。尸厥者，昏不知人，脉动如故，开上焦心肺之阳，自愈。

尸厥，脉动无气，气闭静而死也。以

菖蒲屑内鼻两孔中吹之，令人以桂屑放舌下。又方：剃取左角发方寸，烧末酒和，灌入喉立起。

救卒死身热者验方 矾石半斤，以水一斗五升煮消，浸脚令没踝。盖取矾性收涩，而敛其厥逆之气。

还魂汤 治卒死、客忤气[1]。

麻黄三两，去节 杏仁八十个，去皮尖 炙甘草一两

上三味，水八升，煮取三升，去渣，入姜汁少许，令咽之。盖取辛甘通阳气，发越邪气故也。

救卒死目闭方 捣薤汁灌耳中妙；或吹皂荚末于鼻中，立效。薤汁辟邪安魂，荚末取嚏开窍。

救卒死张口反折方 灸手足两爪后十四壮，饮以五毒诸膏散。

外有中恶、中气、中食等状，与卒尸相类，须详谛脉证而投之，慎勿泛视，误人仓

① 气：光绪本作"死"。

卒。变通在神，法难毕述。

二、痹

【脉】 寸口喘而坚，痹在心；喘而浮，痹在肺；长而左右弹，痹在肝；大而虚，痹在脾；坚而大，痹在肾。

【因】 风，风为行痹，风性善行。寒，寒为痛痹，寒主收引。湿，湿为著痹，湿本重滞。三气致痹之原，或外兼他患有之。若舍此而能痹，未有也。

【证】 其合而为痹也。以冬遇者，骨痹；春遇者，筋痹；夏遇者，脉痹；长夏遇者，肌痹；秋遇者，皮痹。久而不去，内舍五脏之合。待舍其合，难治矣。

《痹论》中议痹，乃三气皆可客于五脏，其风、寒、湿乘虚而客之故也。筋痹不去，内舍于肝；皮痹不去，内舍于肺；肌痹不去，内舍于脾；脉痹不去，内舍于心；骨痹不去，内舍于肾。其客于心，则烦心，上气嗌干，恐噫，厥胀是也。其客于肺，使人烦满而喘吐。其客于肝，多饮数溲，小腹痛如怀妊，夜卧则惊。其客于脾，四肢解堕，发渴呕沫，上为大塞。其客于肾，善胀，尻以代踵，脊以代头。其客于肠，数饮而小便不得，中气喘争，时发飧泄。夫大肠乃传道之官，为冲和之气，三气乘虚客之，而和气闭矣，水道不通，使糟粕不化，故喘争飧泄也。其客于胞，小腹膀胱，按之内痛。若沃以汤，小便涩，上为清涕。夫三气客于胞中，则气不能化出，故胞满而水道不通，随经出鼻窍。其客于血脉，随脉流通上下，升降一身，谓之周痹。

华佗论痹 乃邪气合四时不正之气，感于脏腑所为。有气、血、筋、肉、骨之分。其气痹者，愁思喜怒，过则气结于上，久而下消则伤肺，正气衰，邪气胜。留于上，则胸腹痛而不能食；注于下，则腰脚重而不能行；贯于舌，则不言；遗于腹，则不溺。壅则痛，流则麻。右寸脉沉而迟涩者是也。其血痹者，饮酒过多，怀热太甚，或寒折于经络，湿犯于营卫，因而血搏，渐成枯削失血之证。左寸脉结而不流利是也。其肉痹者，饮食不节，肥美之为。肉不荣，肤不泽，则纹理疏，三气入之，则四肢缓而不收持。右关脉举按皆无力而涩也。其筋痹者，由叫怒无时，行步奔急，淫邪伤肝，肝失其气，寒热客之，流入筋会，使筋急而不舒。左关脉弦急而数，浮沉有力是也。其骨痹者，乃嗜欲伤于肾，气内消而不能闭禁，邪气妄入。脉迟则寒，数则热，浮则风，濡则湿，滑则虚。治法各随其宜。

麻木余辨 是风湿热下陷入血分阴中，阳气不行。其证合目则浑身麻。亦有痰在血分痒者，血不营肌腠。

【治】 附子汤 治风、寒、湿痹。

附子炮去皮脐 桂枝 白芍 甘草 茯苓 人参各三钱 白术一两

行痹，加麻黄桂汤；痛痹，加附子、姜茯汤；胞痹，加四苓；肠痹，加平胃、茱萸、草肉豆蔻等。

戴人法　苦剂涌寒痰，次与痰剂。使白术除湿、茯苓养肾水、桂伐木、姜、附寒胜加。

麻木方　人参助阳道　当归行阴　生甘草去热　白术　茯苓除湿热　升麻　柴胡　白芍　苍术　黄柏。痰，加二陈。

忍冬藤膏　治五痹拘挛。

三、痓即痉也

【脉】　太阳发热，脉反沉细，难愈。太阳证备，脉沉迟，此为痓。寸口脉直上下行，伏坚紧如弦。沉弦，沉紧。少阴脉紧，暴微者，欲解。

【因】　血气内虚，四气外袭，因湿，诸痓项强，皆属于湿。寒、湿同性，故湿可伤太阳。

《三因》论状　身热足寒，头强项急，恶寒，时头热，面赤，目脉赤，独头摇动，卒[①]噤，角弓反张。皆因血虚筋无所养，

① 卒：此后《丹溪手镜》有“口”字，疑脱。

邪因入之。故寒则紧缩，热则驰张，风则弦急，湿则胀缓。又有因疮口未合，风入之，为破伤风；湿入之，为破伤湿。与痉同，但少头强项急，余并相如，又有因汗、下过多，又有产后怒气致此病者，项强亦有痰者。

【证】 有汗而不恶寒，名柔痉；无汗，口噤脚挛，名刚痉。

【治】 宜流湿去风缓表而安。详有无汗而药之，柔痉，葛根加桂汤；刚痉：大承气汤。葛根汤汗之，有表证可用。大承气下之，有里证可用。

四、痿

【脉】 浮而大，浮虚大热；滑而大，滑痰大虚；洪而缓，洪热缓虚。

【因】 肾水不能胜心火，火上烁肺金，六叶皆焦，皮毛虚弱，急而薄着者，则生痿躄。皆因贪欲好色之故，湿痰亦能为之。

经论 有由悲哀太甚，阳气内动，数溲血，大经空虚，热起于心。病则枢纽如折，不相提挈，名曰脉痿。有思想无穷，入房太甚，宗筋弛纵，热入于肝。病则筋急而爪枯，名曰筋痿。有由湿地，以水为事，热生于脾。病则胃干而渴，肌肉不仁，名曰肉痿。有因远行劳倦，遇大热而渴，阳气内乏，热舍于肾。病则腰脊不举，骨枯而髓减，名曰骨痿。然此皆热熏于肺之为也。火上炎，肺治节不行而痿躄矣。

【证】 面黄，身热，肌瘦，往来寒热，涎嗽喘满，面浮弱而不用者，为痿。外有痿即软风也，柔风脚弱，病同而证各异。

【治】 法独取阳明。阳明者，胃脉也。五脏六腑之海，主润宗筋，宗筋主束骨利机关也。故阳明虚而然。

张，以黄连解毒汤加归等剂治之。

李，以甘寒泻火，苦寒泻湿热。四君子补阳明虚，清暑益气治之。湿痿之为病，宜二陈汤加术、苓、柏治之。

清暑益气汤 治热伤肺，气虚成痿。

黄芪一钱，汗少减半。暑邪干卫，身热自汗，甘温补之 人参救火伤气 白术各半钱 白苍术一钱，除湿 甘草炙，三钱，益气 当归三钱 升麻一钱，酒润，甘平，润肌热，风胜湿 葛根二钱 陈皮半钱 泽泻半钱渗湿 神曲半钱，消食去痞 五味九分，酸寒，收暑伤金 麦门冬三钱 青皮二钱半 黄柏三钱，补水泻热

或加知母、黄芩。

健步丸 治湿热成痿。

羌活 防风 柴胡 滑石 炙甘草 生姜酒洗，各半两 泽泻五钱 防己酒制一两 川乌 苦参酒洗 肉桂一钱

愈风汤下。

秘方 气虚，四君子加苍、白术、芩、柏。痰，加竹沥。血虚，四物汤。湿痰，二陈汤加苍白术、芩、柏、竹沥，下补阴丸。

经论 喑痱乃肾虚也。舌不语，肾脉挟舌本，肾气厥不至；足不行，肾气不顺。

五、厥

【脉】 沉微而不数，谓之寒厥；沉伏而数，谓之热厥。

【因】 因虚，因痰，因热，因寒。

【证】 厥当分两种，次分五脏。寒厥，为手足寒也。阴气胜则寒。其由乃恃壮纵欲于秋冬之间，则阳夺于内，精气下溢，邪气上行，阳衰精竭，阴独行，故为寒厥。热厥，为手足热也。阳气胜则热。其由乃醉饱入房，气聚于脾胃，阴虚阳气入则胃不和，胃不和则精竭，精气竭则四肢不荣，酒气与谷气相搏，则内热而溺赤，肾气衰，阳独胜，故为热厥。

五心烦热，有小肠热者，有心虚而热者。

厥，亦有腹暴满不知人者，或一二日稍知人者，或卒然衰乱者。皆因邪气乱，阳气逆，是少阴肾脉不至也，肾气衰少，精气奔逸，使风促迫，上入胃膈，宗气反结心下，阳气退下，热归股腹，与阴相助，令人不仁。又五络皆会于身，五络俱绝，则令人身脉俱动，而形体皆无所知，其状如尸，故曰尸厥。正由脏器相乱，或与外邪相忤，则气郁不行，闭于经络，诸脉伏匿，昏不知人。

厥有痰如曳锯声在咽中，为痰厥；骨枯爪痛为骨厥；身直如椽为骭厥；因醉而得为酒厥；暴怒而得为气厥；手足搐搦为风厥；喘而狂走为阳明厥。此皆气逆之所为也。

【治】 李法：痰用白术、竹沥；热用承气下之；气虚补气，四君子；血虚补血，四物。

张法：降心火，益肾水。通血和气，必先涌之。

六、伤　寒

【脉】 阳浮而阴弱，谓之伤风。邪在六经俱强，加之风伤阳，故浮虚。阳浮，卫中风也；阴弱，营气弱也。浮紧而无汗，谓之伤寒。寒伤营，营实则卫虚。寒伤阴，故坚牢。阳紧，邪在上焦，主欲呕；阴紧，邪在下焦，必欲利。

脉浮，头项痛，腰脊强，病在太阳。脉长，身热目痛鼻干，病在阳明。脉弦，胸胁痛而耳聋，病在少阳。脉俱沉，口燥舌干，邪在少阴。脉俱微缓，烦满囊缩，邪在厥阴。脉俱沉细，嗌干腹满，邪在太阴。脉阴阳俱盛，重感于寒而紧涩，变为温疟。阴阳俱盛，伤寒之脉，前病热未已，后寒复盛也。脉阳浮滑，阴濡弱，更遇于风乘，变为风温。阳浮而滑，阴濡而弱，皆风脉也，前热未歇，风来乘热。脉阳洪数，阴实大，遇湿热两合，变为温毒。洪数、实大，皆两热相合。脉阳濡阴弱而阴弦紧，更遇温气，变为温疫。

病发热，脉沉而细，表得太阳，名曰痉。病太阳身热疼，脉微弱、弦芤，名曰中暍。病若发汗已，身灼然热，名曰风温。

风温为病，脉阴阳俱浮，自汗出，身重多眠，睡鼾，语难。以小便不利，更被其下。若被火者，微发黄色，剧者则惊痫，时瘈疭，若火薰则死。病太阳，关节疼痛而烦，脉沉细，名曰湿痹。脉沉细而疾，身冷则四肢冷，烦躁不欲饮水，狂闷，名是阳厥。脉当有神，不问数极、迟败，当中有力即有神焉。神者，血气之先。伤寒热甚，脉浮大者生，沉小者死；已汗，沉小者生，浮大者死。温病二三日，体热腹满头痛，饮食如故，脉直而疾者，八日死。温病八九日，头身不痛，目不赤，色不变而反利，脉来牒牒，按之不弹手，时大，心下坚，十七日死。温病四五日，头痛腹满而吐，脉来细强，十二日死。温病汗不出，出不至足者死。厥汗出，肾脉强急者生；虚缓者死，温病下利，腹中痛甚者死。热病七八日，不汗躁狂，口舌暴燥焦黑，脉反细或代者死。八日以上反大热，死。邪胜故也。热病七八日，当汗反下，脉绝者死。热病得汗，脉躁者死，脉转大者死。厥逆呼之不应，脉绝者死。阳厥，有力者生；阴厥，按之大者生。热病七八日，脉不躁，喘不数，后三日中有汗。不汗者，四日死。热病脉涩小疾，腹满䐜胀，身热，不得大小便，死。热病脉浮大绝，喘而短气，大衄不止，腹中疼，死。热病脉浮洪，肠鸣腹满，四肢清，注泄，死。热病脉绝动疾，便血，夺形肉，身热甚，死。热病脉小疾，咳喘眩悸，夺形肉，身热，死。热病腹胀便血，脉大，时时小绝，汗出而喘，口干，视不见者，死。热病脉转小，身热甚，死。热病脉转小，身热甚，咳而便血，目陷，妄言，循衣缝，躁扰不卧，死。热病呕血，咳而烦满，身黄，腹鼓胀，泄不止，脉绝，死。热病瘈疭狂走，不能食，腹满，胸痛引腰脊，呕血，死。脉浮而洪，邪气胜也。身体如油，正气脱也。喘而不休，水浆不下，胃气尽也。体麻不仁，营卫不行，乍静乍乱，正邪争也。故为命绝也。

热病喘咳唾血，手足腹肿面黄，振栗不言，名肺绝，死。丁日死，后仿此。热病头痛呕宿汁，呕逆吐血，水浆不入口，狂妄，腹大满，名脾绝，死。热病烦满骨痛，嗌肿不可咽，欲咳不能咳，歌笑而哭，名心绝，死。热病僵卧，足不安地，呕血，血妄行，遗屎溺，名肝绝，死。热病喘悸吐逆，骨痛短气，目视不明，汗如珠，肾绝，死。

太阳病，脉反躁盛，是阴阳交，死；得汗，脉静者生。少阴病，恶寒而踡，下利，手足逆者死。又吐利躁逆者，死，少阴病，四逆，恶寒而踡。其脉不至，不烦而躁者死。少阴病，下利止而头眩，时时自冒者死，又七八日息高者死。少阴病，脉微沉细，但欲卧，汗出不烦，自欲吐，五六日自利烦躁，不得卧寐者死。若利止，恶寒而踡，手足温者，可活。少阴病，下利止，厥逆无脉不烦、服汤药，其脉暴出者死；微续者生，伤寒下利厥逆，躁不得卧者死；下利至厥不止者死。伤寒厥逆，六七日不利，便发热而利者生。汗出利不止者死,有阴无阳故也。伤寒五六日,不结胸,腹濡,脉虚,复厥者不可下,下之亡血,死。热病不知所痛,不能自收,口干阳热甚,阴颇有寒者死。热病在肾,渴,口干,舌燥黄赤,日夜饮水不知,腹大胀尚饮,目无精光者死。伤寒下利,日十余行,脉反实者死。病者胁下素有痞,而下至于脐旁,痛引小腹入阴挟筋,为脏结者死,结胸证具,而烦躁者死。直视谵语,喘满者死。若下利亦死。

【因】 房劳、辛苦之过,腠理开泄,少阴不藏,触冒冬时杀厉之气,严寒之毒。中而即病,曰伤寒,不即病,寒毒藏于肌肤之间,至春变为温,至夏变为热病。皆肾水涸,春无以发生故也。皆热不得发泄,郁于内,遇感而发,虽曰伤寒,实为热病。春病温疫,夏为热病及飧泄,秋发痎疟,冬生咳嗽,皆因感四时不正之气,总名之曰伤寒。

【证治】 自外而入,内传经络。

太阳证，头疼，发热恶寒，腰脊强。脉浮而紧，无汗，谓之伤寒，可汗，宜麻黄汤。脉缓自汗，谓之伤风，宜桂枝汤，忌利小便、重汗、下大便。

阳明证，身热目疼，鼻干不得卧，不恶风寒而自汗。尺寸脉俱长，宜白虎汤。浮沉按之有力，宜大承气汤。胃，血也，不主汗、利。忌汗，利小便。

少阳证，往来寒热，胸胁痛而呕，耳聋，脉弦，宜和解之，小柴胡汤。胆无出入水火之间，下犯太阳，汗、下、利皆不可。忌利小便，忌汗，忌利大便。

太阴证，腹满咽干，手足自温，自利不渴，时腹痛，脉沉细，其脏寒，宜四逆汤。脉浮可汗，宜桂枝汤。又大实痛，可下，用详。忌三法，宜三法，用详。

少阴证，口噤[①]，舌干而渴，脉沉实，宜大承气汤。脉沉细迟者：宜用温之，四逆汤。身凉，脉沉细而虚，宜泻心汤。身

① 噤：《丹溪手镜》作“燥”，义胜。

热，烦躁不宁，大小便自利，脉浮洪无力，按之全无，宜附子泻心汤。其吐泻不渴，脉浮弱，理中汤主之。渴而脉沉，有力而疾，宜五苓散。少阴证，脉沉发热，当汗，麻黄细辛附子汤。少阴证，下利色不青，当温；色青口燥，当下。脉弱忌下；干燥忌汗。

厥阴证，烦满而囊缩，大小便不通，发热引饮腹满，脉俱微沉实，按之有力，当下；无力，当温。厥阴乃二阴交尽，曰厥阴，为生化之源，喜温而恶清。

大抵三阴非胃实不可下，此三阴无传经，止胃实可下也。

太阳，标本不同。标热，太阳发热；本寒，膀胱恶寒。故宜汗。阳明，从中气。标阳，肌热；本实，妄语。标阳，故宜解肌；本实，故宜下。少阳，标阳，发热；本火，恶寒。前有阳明，后有太阴，故宜和解。太阴，标阴；本湿，腹胀满，或嗌干，身目黄，从标治则温；从本治宜泄满下湿。少阴，标阴，爪甲清冷；本热，脉沉实，口干渴。标宜温，本宜下。厥阴，中气宜温；烦满囊缩，故为热，宜苦辛下之。

麻黄、桂枝之辈，汗而发之。葛根、升麻之属，因其轻而扬之。三承气、陷胸之辈，引而竭之。泻心、十枣之类，中满泄之，在表宜汗，在里宜下，在半表半里宜和。表多里少，和而少汗之。里多表少，和而微下之。在上者，吐之。中气与脉气微者，温之。脉亦同法，又当求本。假令腹痛，用桂枝芍药汤。何不只用芍药？却于桂内加之。要知从太阳中来，故太阳为本。又如结胸，麻黄亦然。

刘法：分病及脉，以五脏言之，诸在皮者，汗之，麻黄汤内加表之。在内者，下之。麻黄细辛附子汤内加下之。此言藏者，五脏也。可通经入脏。物之藏者，腑也，方可下。麻黄汤，治外证之外，麻黄细辛附子汤，治内证之外。肝脉外证，善洁，面青，善怒，脉弦，前方加羌活、防风三钱。

内证，满秘便难，淋溲，转筋，沉而弦，后方加同前。心脉外证，面赤，口干，善笑，脉沉而洪，前方加黄芩、石膏各三钱。内证，烦心，心痛，掌中热而哕，脉沉，后方加同前。肺脉外证，面白，善嚏，悲愁欲哭，脉浮而涩，前方加姜、桂各三钱。内证，喘咳，洒淅寒热，脉沉，后方加生姜、桂枝。脾脉外证，面黄，善噫，善思味，脉浮而缓，前方加白术、汉防己。内证，腹胀满，食不消，怠惰，脉沉。后方加同前。肾脉外证，面黑，善恐，脉浮，前方加附子、生姜。内证，泄如注，下重胫寒，脉沉，后方加同前。

以前外证，皆表之表，汗而发之；内证者，里之表也，渍形以汗，如脉沉，复有里证。里证为发热引饮，便利赤涩，泄下赤水，或秘，按之内痛，此为里证。宜速下之，依方加大黄三钱。如邪又未尽，复加大黄二钱。

刘、张又相继论：人多劳役饥饱者，得之火化、火扰。治之宜以辛凉。比及年少性急劳役，岂非火乎？迟脉年老之人，可以辛温解之。故制双解散，治诸伤寒、时气在表里，皆可服之。表里证有相似，药不可差。伤寒表证，发热恶寒而渴，独头痛，身热，目疼，鼻干，不得卧，乃阳明经病也，白虎汤主之。杂证，里证亦同。但目赤者，脏病也。脉亦洪大，甚则吐血，先有形也。乃手太阴肺不足，不能管领阳气，亦以枸杞、地黄等物治之。补泻当察虚实。假如洪弦相杂，洪，客也，弦，主也。子能令母实。又脉弦无表证，是东方实，西方虚也。又前来者，为实邪。依此补泻，余仿此行之。

表汗，通圣散、双解散。半表半里，凉膈散、柴胡汤。里下，右手脉实，承气汤；左手脉实，抵当汤。不分浮沉，但实可用。

血气俱实，主三承气汤；温，四逆汤、真武汤；解利，五苓散、解毒散，白虎汤、甘露饮、栀子汤；发黄，茵陈汤。

伤寒得伤风脉，伤风得伤寒脉。假如

太阳证，头疼，身热，自汗，恶风，脉当缓而反紧，是伤风得伤寒脉也。余以例推之。桂枝麻黄各半汤、羌活汤尤妙。

吐 瓜蒂散：瓜蒂 赤小豆

豆豉汤下一钱。

结胸，脉浮大者，不可下之，下之必死。

小陷胸汤 半夏 连姜汁炒 瓜蒌实

大陷胸汤 炒大黄五钱 苦葶苈炒三钱 芒硝一钱 杏仁十二个

丸如弹子大。每服一丸，入甘遂末三字，蜜半匙，水煎，至半温服。

六经余证

太阳痉，汗多热利，误下变证。

阳明烦躁。火入于肺，烦也。火入于肾，躁也，栀子豆豉汤，宿食加大黄。狂谵实热发斑，胃火呕吐哕。

少阳潮热。有平旦、日晡之分。详见前。

太阴腹痛，有部分同杂证治。痞有虚

实。实，便秘，厚朴、枳实，虚，便利，白芍。

少阴心惊悸是杂证。吐泻同霍乱证。治咽喉热，甘草、桔梗。寒热合二方。下利色青，下；色不青，温。渴逆，乃阴消阳逆，或兼以舌挛，语言不正，昏冒咽痛，大承气。

厥阴，羌活汤。

解利伤寒，不问何经，辨两感、伤寒之例。

羌活　防风　川芎　甘草炙　芩各一钱　地黄　细辛二钱半　白术二钱

如身热加石膏四钱，腹满[1]加芍药三钱半，往来寒热加柴胡一钱、半夏五钱，心下痞加枳实一钱，里证加大黄三钱，邪去止之。

治疫　麻黄一两　甘草一两半　石膏　滑石　黄芩　白术各四两　煎服表汗。

解利　大羌活汤　治两感伤寒。出李。

---

① 满：《丹溪手镜》作“痛”，义胜。

防风　羌活　独活　防己　白术　甘草炙　黄芩　黄连　苍术　川芎　细辛各三钱　知母　生地黄各一两　白芷阳明加之

双解散　混解，不间风、寒。出张，李、刘皆用。

栀子豉汤　出李。

消毒饮　治疫疠时毒。

黄芩　黄连各半两　连翘一钱　陈皮　玄参各三钱　甘草　黍粘子　板蓝根　马勃各一钱　人参　僵蚕各一钱　桔梗三钱　升麻七钱　柴胡五钱　薄荷　川芎各五钱　大黄便硬加之

以水煎服。

伤寒中寒说　伤寒为外寒郁内热。伤寒面惨而不舒，恶寒不恶风。中寒谓寒乘其肤腠，不分经络，疏豁一身，无热可发，温补自安。此胃气之大虚也。

风湿不可汗下论　春夏之交，病如伤寒，自汗，肢体重痛转侧难，小便不利，此名风湿，非伤寒也。因阴雨卑湿，或引饮多有此证，宜多与五苓散，切忌汗、下。

四证类伤寒　伤寒，右寸脉紧盛，痞满。脚气如伤寒证，但病起于脚胯，痰证，呕逆头痛，脉浮而滑；痞满，虚烦不恶寒，不头痛身疼。阳毒，身重，腰脊痛，狂言，或吐血下利，脉浮大数，咽喉痛唾血，面赤如锦纹，五六日可治，阴毒，身重背强，腹中绞痛，咽喉不利；毒气攻心，心下坚，呕逆，唇青面黑，四肢冷，脉沉细紧数，身如打，五六日可治。

阴盛格阳　目赤，烦躁不渴，或渴不欲水，脉七八至，按之不鼓，姜附主之。

阳盛拒阴　身表凉痛，四脚冷，诸阴证，脉沉数而有力，承气主之。

阳厥极深，或时郑声，指甲、面色青黑，势困，脉附骨，按之有举之无。因阳气怫郁，不得荣运于四肢，以至身冷。先凉膈养阴退阳，以待心胸微暖，可承气下之。

阴证身静，重语无声，气难布息，目睛

不了了，鼻中呼不出吸不入，口鼻中气冷，水浆不入口，二便不禁，面上恶寒，如有刀刺。

阳证身动，轻语有声，目睛了了，鼻中呼吸出入能往能来，口鼻气热。

伤风，气出粗，合口不开，面光而不惨，恶风不恶寒。伤食，口无味，液不纳，息肩。

两感 一日太阳受之，即与少阴俱病，头疼口干，烦满而渴者是。二日阳明受之，即与太阴俱病。腹满身热，不饮食，谵语。三日少阳受之，即与厥阴俱病。烦满囊缩，水浆不入口，不知人，六日死。

痉 太阳病，发热无汗，反恶寒者，名刚痉。无汗为表实，恶寒为重感，故名刚痉。太阳病，发热有汗，不恶寒者，为柔痉。表虚伤湿。其病身热足寒，颈项强急，恶寒，时头热，面赤，目脉赤，头摇，卒口噤，背反张。

中湿 见前脉。其病一身尽黄，头痛汗出,欲水而不能饮,反欲近火。

头汗 乃邪搏诸阳,热不得越,津液上凑。又见自汗条下。

手足汗 有邪聚于胃则便硬。有寒则便溏,不能食,小便不利。

烦躁 有热传于内,胸中有热,关前洪数,宜解热。有虚,因汗、吐、下,虚协余热,身不疼,脉不紧数,宜补之。又初解,胃弱强食,胃脉浮洪。

苔,皆心经之热浅深也。白而滑,乃邪在半表半里也;白而涩,热在里也;黄而干,热在胃也;黑者宜下。

哕皆胃疾,或寒,或妄下之虚。

厥,手足冷。有寒,有热。先热而后厥者,热伏于内;先厥而后热者,阴退阳气复;始得之便厥,皆阳不足而阴胜也,所主为寒。

谵语四证 伤寒谵语,属阳明经。乃胃有热,脉洪大者是。宜调胃承气汤。身不热,身困者,谓之郑声。病退人虚,脉和平，宜滋补。妇人经来，适邪气乘虚入于血海，左关脉数者，小柴胡汤主之。有邪祟者，言语涉邪，颇有意思，状多变，与病相违者是。

气喘七证　伤寒太阳证，下之微喘者，内虚外热故也，宜解其表。饮水过多，水停心下，胸膈而喘者，宜利其小便。病本无喘，因药下之，泻止而喘，其色已脱，不治，喘而四逆者，不治。喘而噫者，不治。喘而鱼口者，不治。喘而目闭、面黑者，不治。

目瞪四证　伤寒至目瞪不省人事，此中风痓证。以药开关吐痰，痓退眼开，随证治之。伤寒，病已过经，痓退无热，人困不语，脉和目瞪，谓之戴阳，下虚故也。阳毒不解，热毒之气伏于太阳之经，故使目瞪。六脉弦劲，渐作鱼口，气粗者死。太阴痰潮，上灌七窍，两目瞪。与小儿惊风之类同，下痰则愈。舌卷唇焦，乃心肝热极，三焦精液不生，可治；舌卷卵缩，厥阴绝也，必也。

厥阴幽闷三证 阴毒阳冷，四肢逆冷，心膈幽闷，默默思睡，脉沉伏者是。伤寒起，汗下后，又战汗过多，人困身冷不动者，乏阳也。伤寒未三日，身冷，额上汗出，面赤心烦者，非阴毒证，谓之阴胜格阳。阴气并于外，阳气伏于内，其脉沉数也。

咽干两证 少阳证，口苦咽干，乃胆热也，小柴胡汤。少阴证，口燥咽干，主肾热津液不生，宜下。

恶寒三证 发热恶寒，发于阳。脉浮数，宜麻黄、桂枝汗之，无热恶寒，发于阴。脉沉细。宜四逆温里。发汗后，反恶寒，气虚也。脉微弱，补虚，芍药附子甘草汤主之。

恶风三证 汗出而脉缓，宜桂枝加葛根汤，便遍身润。太阳病，发汗过多，亡阳，卫虚恶风，当温其经，宜桂枝加附子汤。风湿相搏，骨节烦痛，不得屈伸，汗出恶风,不欲去衣,宜甘草附子汤。

汗后发热并再伤八证 发汗不入格,其病不解,宜再汗之。发汗后,再伤风邪而热,宜发汗;再伤风寒而热,随证治之。汗后温之热,脉弦小而数者,有余热也,宜和解之。汗后温之热,脉静,身无痛处,虚热也,宜平补之。汗后温之热,或渴,或烦,或胸满,或腹急,有里证,脉沉数,宜下之。劳力而再热,平解劳倦,宜柴胡鳖甲散。食过而热者,宜消化其食。

中暍 夏月发热恶寒,小便已洒然毛耸,脉弦细而芤迟,宜白虎人参汤。忌汗、下。中暑,背寒面垢,手足微冷,烦躁引饮,四肢不痛,脉浮,宜五苓、白虎。

中温 冬月冒寒,至春夏再感乖常之气。

风温 先伤风,后伤温。头疼自汗,体重息如喘,但默默欲眠,尺寸脉俱浮。风温脉浮,证同前条下。

温毒 汗、吐、下,表未罢,毒邪入脏,身有斑，脉阳洪数、阴实大。湿温，先伤湿，后中暑。

瘟疫　众人一般，脉阳虚弱、阴弦紧。

潮热　阳明，申酉时分也。胃实宜下，寒热相继在他时。太阳病，热在寅卯；少阳，在巳午。

汗自出　太阳经自汗，营弱卫强也。中风，太阳脉缓；风温，身重多睡，脉浮缓；风湿，脉沉而细，证同前条下。少阴，咽痛，拘急，四肢疼，厥逆自汗，亡阳也。太阳，亡阳自汗。柔痉，同前痉下。

除中者，死。伤寒六七日，脉迟下利而热，反与黄芩汤撤其热，腹中恶冷，当不能食，今反能食，名曰除中。脾经受邪，则下利而热，反与黄芩，邪热未去而胃气先去。

禁忌　厥阴心痛发斑，不欲食，食则吐蛔，下则利不止。诸四肢厥逆，不可下。五六日，不结胸，腹痛满，脉虚复厥者，不可下。当下反汗之，必口烂。

少阴脉沉细数，病在里，忌汗；微者，忌汗。尺脉弱涩者，不可下之。

太阴腹满，吐，食不下，自利，时腹自痛。忌下之，下之胸下结硬。脉弱，自便利，虽用下，宜减之。

少阳不可汗，忌利小便，忌利大便：犯之，各随上下前后，本变及中变诸变例。

太阳小便不利，不可利之，利之邪气入里不能解。咽干淋衄，小便不利，当汗不可汗。在表不可下，下之动血。误犯之成结胸、痞气。汗之成血蓄于胸中；当汗而下之，成协热利。

太阳证误下有八变　脉浮者，必结胸，紧者，必咽痛。弦者，必两胁拘急。细数者，头痛不止。沉紧者，必欲呕，沉滑者，必热利。浮滑者，必下血。

阳明不当发汗　发汗成蓄血，上焦为衄。不当下下之，血蓄下焦发狂。有年老患时热狂妄，服附者愈，服寒凉者死。

足太阳未渴，小便清者，禁利。咽干

禁汗，成蓄血禁下太早。已渴者，五苓散。谵语、潮热、大渴，宜下。

足少阳三禁，胃实可下，足太阴禁下，足少阴脉沉，口燥咽干而渴，禁汗；脉涩而弱，禁下。三阴非胃实，不可下。

治三焦便有胆少阳经，作风治不宜汗、下、利小便。治心便有肾少阴，故本热标寒，故脉沉细，按之洪大，用承气汤酒制热饮是也。

治膀胱便有小肠太阳，故本寒标阳，故脉紧数，按之不鼓而空虚，用姜附寒饮顿服。

治肺便有脾太阴，故寒因寒用，大黄枳实下之。

治阳明纯阳，大肠喜热恶清，当以热治寒也。络宜清，当以寒治热。

许学士解利外感。

伤风者，恶风。用防风二钱、甘草、麻黄各一钱。头痛加川芎，项背腰痛加羌活，身重加苍术，肢节痛加羌活，目痛鼻干及痛加升麻；或干呕，或寒热，或胁下痛，加柴胡。伤寒者，恶寒。用麻黄二钱、防风、甘草各一钱。头沉闷加羌活一钱。

凡治伤寒，以甘草为君，防风、白术为佐。是寒宜甘发也，看他证加减。伤风以防风为君，甘草、白术为佐。是风宜辛散也，其伤寒表证，以石膏、滑石、甘草、知母、葱、豉之类，汗出即解。如热半表半里，与小柴胡，汗出而愈；热甚，大柴胡与之；更甚，小承气。里热甚，大承气，发黄者，茵陈蒿汤下之。结胸，陷胸汤下之。

内伤，见于右手。内伤躁作寒已，寒作躁已，不相并，但有间，且晡时必减，乃胃气得令。潮作之时，精神困倦，乃其气不足。外伤，见于左手。外伤但无间，且晡时必作剧，乃邪气盛。潮作之时，精神有余，乃邪气胜。寒邪不能食，风邪能食。

表虚，不作表虚治。或劳役于凉处解衣，或阴虚新浴，表虚为风寒所遏，切不可妄解表。

七、大头肿痛附蛤蟆瘟

【因】 阳明邪热太甚，故资实少阳相火而为之也。湿热为肿痛，治之视其肿势在何部分，随结而取之，是天行也。

【治】 黄芩炒　甘草　大黄煨　黍粘子炒　芒硝

阳明渴，加石膏；少阳渴，加瓜蒌根；阳明行经，加升麻、白芍、葛根、甘草；太阳行经，加羌活、防风。

蛤蟆瘟

【因】 风热。

【治】 解毒丸下之。

侧柏叶自然汁调蚯蚓粪敷。烧灰大妙。

车前叶[1]服；或丁香尖、附子尖、南星，醋磨傅皆可。五叶藤汁傅亦可。

① 叶：此后《丹溪手镜》有“汁”字。

八、霍　　乱

【脉】 微涩，或代，或伏。脉弦滑者，膈有宿食；身却不热，为霍乱。大者生，微迟者死，脉洪者热。

【因】 其气有三：一曰火，二曰风，三曰湿。

邪在上焦则吐，下焦则泻，中焦则吐而且利。吐为暍热也；泻为湿也；风胜则动，故转筋也。或因大渴而大饮，或饥，或饱甚，伤损胃气，阴阳交争而不和。此为急病也，不死，如干霍乱而不得吐利，必死。

【证】 其状心腹卒痛，呕吐下利，憎寒发热，头痛眩晕。先心痛则先吐，先腹痛则先下，心腹俱痛，吐利并作。甚则转筋，入腹则死，不然则吐泻。

干霍乱者，忽然心腹胀满，绞刺痛，欲吐不吐，欲利不利，须臾则死。以盐汤大吐之佳。

外有冲恶，病同而名异。

【治】 五苓散治热多饮水，关上脉洪者，热也。宜清之。

理中丸 治寒多不饮水，身不热者。

半夏汤 治霍乱转筋，吐利不止。身痛不止者，宜加桂枝汤。

半夏曲 茯苓 陈皮 白术 薄荷 桂枝 甘草

和解散 治霍乱，此条，内有所积，外为邪气所阻。甚用吐法，二陈汤。

和解散 川芎 苍术 白芷 防风

九、瘟　病

【证】 众人一般者是。

【治】 有三法：宜补，宜散，宜降。

大黄 黄芩 黄连 人参 桔梗 苍术 防风 滑石粉 人中黄 香附子

上神曲丸，送下随宜。气虚四君子；血虚四物汤；痰，二陈汤；热甚，童便作汤送下。

春夏不服麻黄,秋冬不服桂枝;夏不服青龙,冬不服白虎。

十、伤　　暑

【脉】 脉虚身热,或浮自汗。自汗者,火动而散故也。

【因】 夏火太热,损伤肺金元气。其感有二:动而得之,乃辛苦之人,动而火胜,热伤气也,脉洪而大。静而得之,乃安乐之人,静而湿胜,火胜金位也,脉沉而实。

【证治】 暑喜归心。入心则噎塞,昏不知人;入肝则眩晕;入肺则喘满、痿躄;入脾则昏睡不觉;入肾则消渴。病则怠惰嗜卧,四肢不收,精神不足,两脚痿弱,头疼恶热,躁热,大渴引饮,大汗。因动而中,白虎加人参汤主之。头疼恶寒,拘急肢节疼,大热无汗。因静而中,大顺散、白虎加苍术。有阴胜阳之极,甚则传肾肝为痿厥,清暑益气汤主之。

凡中暍死，切忌与冷水凉处，须沃以汤，宜黄龙丸主之。

心虚伤暑，身热头痛，烦满而渴，五苓散主之。肺虚伤暑，身热烦闷而喘，白虎汤主之。脾虚伤暑，则为痎疟，常山饮主之。

黄连香薷汤 治暑。挟痰加半夏；虚加参、芪。

清暑益气汤 治暑伤金，虚甚。

玉龙丸 曾用治暑。油炒半夏、姜汁丸。

补中益气汤 治疰夏痰渗。

二苓汤 治春夏之交，病似伤寒，自汗体重，痛难转侧，此名中湿。

泽泻一两 滑石二两 茯苓 猪苓 白术半两

暑风挟火，痰实者，可用吐法。

玉龙丸 治暑泄泻，或二便秘。

焰硝 明矾 滑石 硫黄一两 白面六两

水丸，水下。

十一、疟

【脉】 疟脉自弦，弦数多热，弦迟多寒。弦小紧者，可下之；弦迟者，可温之；弦数者，可汗，灸之；浮大者，可吐之；弦数者，风发也，以饮食消息止之。

【因】 夏暑舍于营卫之间，腠理不密，遇秋之风，玄府受之。惨怆之水，寒气闭而不出，舍于肠胃之外，与营卫并行。昼行于阳，夜行于阴，并则病作，离则病止。并于阳则热，并于阴则寒。浅则日作，深则间日。在气则早，在血则晏。因汗郁成痰，因虚弱阴阳相乘。

外因从六淫，有寒、湿、瘅、湿、牝。寒则先寒后热；温则先热后寒；瘅则但热不寒；湿则身骨节疼；牝则寒多不热。内因，有脏气不和，郁结痰饮所致。有肝、心、脾、肺、肾之说。说见后。不内外因，疫疟，一岁之内，大小相似；鬼疟梦寐不详；

疸疟乍有乍已;食疟因饮食得之;劳疟因劳得之;母疟有母传染者也。

李论　夏伤于暑,秋为痎疟。暑者,季夏湿土。湿令不行则土亏矣,所胜妄行,木气太过,少阳主也。所生者受病,则肺金不足,不胜者侮之。水胜土之分,土者坤,坤在申,申为相火。水入土,则水火相干,则阴阳交作,肺金不足,洒淅恶寒。土虚少阳乘之,则为寒热,发于秋者,湿热则卯酉之分也。

【证治】 先寒而热,谓之寒疟;先热而寒,谓之温疟;治之宜乎中也。中者,少阳也。渴者,燥胜也。不渴者,湿胜也。又有得之于冬,而发于暑,邪舍于肾,足少阴也。有藏之于心,内热蓄于肺,手太阴也。但热而不寒,谓之疸疟,足阳明也:在太阳经谓之风疟,宜汗之;在阳明经谓之热疟,宜下之;少阳经谓之风热,宜和之:此伤之浅也。在阴经则不分三经,谓之温疟,宜从太阴经论之,此伤之重也。

太阳经，头痛腰痛，寒从背起，先寒后热，宜小柴胡、羌活地黄汤。

少阳经，心体解㑊，寒热不甚，恶见人，多汗出甚，小柴胡汤。

阳明经，先寒久乃热，热大汗，喜见火乃快，宜桂枝二白虎一汤。

少阴经，呕吐烦闷，热多寒少，欲闭户而处，病难已，小柴胡加半夏汤。

太阴经，好太息，不嗜食，多寒热汗出，病至喜呕乃衰，理中汤。

厥阴经，小腹腰痛，小便不利，意恐惧，四物玄明苦楝附子汤。

心疟，烦心，甚欲得清水，反寒多不甚热，宜桂枝黄芩汤。

肺疟，心寒甚，热间善惊，如有见者，桂枝加芍药汤。

肝疟，色苍苍然太息，其状其状若死，通脉四逆汤。

脾疟，寒则腹痛，热则肠鸣，鸣已汗出，小建中汤、芍药甘草汤。

肾疟，腰脊痛宛转便难，目眴然，手足寒，桂枝加当归芍药汤。

胃疟，将病也，善饥不能食，能食而肢满腹胀，理中汤、丸主之。

劳疟，经年不差，后复发作，微劳力不任，名曰劳疟。

母疟，百药不差，结成癥癖在腹胁，名疟母。

治虽不同，疟得于暑，当以汗解。或汗不彻，郁而成痰，宜以养胃化痰发汗，邪气得出，自然和也。虚则补之，脉洪数无力者是也。

羌活汤 治邪气浅在表。

羌活 防风 甘草 恶寒有汗，加桂枝；恶风无汗，加麻黄；吐，加半夏。

麻黄桂枝汤 治夜疟。此散血中风寒。

麻黄一两 桂枝二钱 甘草炙，三钱 黄芩五钱 桃仁三十粒，去皮尖 邪气深而入血，故夜。以桃仁缓肝，散血中邪。

桂枝石膏汤 治邪深间日。

桂枝五钱 石膏 知母一两半 黄芩一两 汗出不愈，为内实外虚，寒热大作，必传入阴。太阳阳明，芪、芍；寒热传入，太阳阳明少阳合病，加柴胡、半夏、人参、甘草。

藜芦散 治久疟欲吐不能吐，宜吐之。

藜芦为末，温齑水调下半钱，以吐为度。

张法 白虎加参汤、小柴胡合五苓散、神佑丸治之。

服前三方未动，次与之承气汤治。甚者，甘露饮调之，人参柴胡饮子补之，常山饮吐之。

老疟丹 治老疟，风暑入阴在脏，凝血气。

川芎 桃仁 红花 当归 苍术 白术 白芷 黄柏 甘草

上水煎，露一宿，次早服之。

疟母丸 治疟母、食疟。

鳖甲醋炙，君 三棱 莪术醋炙 香附子 阿魏食积加醋化

截疟丸 先补药、表药，彻起阳分，方可截。

川常山 草果 知母 槟榔 乌梅 川山甲炒 甘草炙

用水一大碗，煎半碗，露一宿，临发时温服之，宜吐。

一补一发丹 治久疟内伤挟外邪。内发必主痰，外以汗解。

半夏 茯苓 陈皮 柴胡 黄芩 苍术 川常山 葛根 虚加参、术补气，甚加芩、连。有一人夏感，脉沉细，服之愈。

常山汤 治妇胎疟。

常山二两 黄芩三两 石膏八钱，另研 乌梅十四个 甘草一两

煎服之。

不二散 白面二两 砒一钱

和匀，以香油一斤煎之，色黄，用草纸压之，去油为末，入江茶三两，每服一字。

神妙绝疟 木通川者 秦艽去芦 川山甲炙 常山各等分 辰砂半钱，另研 乌梅七个 大枣七个

上以水三盏，煎至半，入酒一盏，再至半。先刮砂，枣服，次服药。

十二、疸

【脉证】 脉沉，渴欲饮水，小便不利，皆发黄。脉沉乃阳明蓄热，喜自汗。汗出入水，热郁身肿，发热不渴，名黄汗。脉紧数，乃失饥发热，大食伤胃，食则腹满，名谷疸。数为热，热则大食；紧为寒，寒则腹满。脉浮紧，乃因暴热浴冷水，热伏胸中，身面目悉如金色，名黄疸。阳明病，脉迟者，食难用饱，饱则发烦、头眩者，必小便难，欲作谷疸。脉沉弦或紧细，因饮酒百脉热，当风入水，懊憹心烦足热，名酒疸。其脉浮欲呕者，先吐之；沉弦者，先

下之。脉浮紧，乃大热交接入水，肾气虚流入于脾，额黑，日晡热，小腹急，足下热，大便黑，时溏，名女劳疸。腹如水状，不治。脉寸口近掌无脉，口鼻冷，不治。其病身热，一身尽痛，发黄便涩。

【因】 内热入水，湿热内郁，冲发胃气。病虽有五，皆湿热也。

【治】 诸黄家，但利其小便愈。假令脉浮，以汗解之；如便通汗自，当下之愈。当以十八日为期，治之十日以上为瘥，反剧者难治。治法以疏湿、利小便、清热或汗之，五苓加茵陈、连类。

茵陈栀子汤 茵陈一两去茎 大黄半两 山栀十个

豆豉煎汤下。

五苓散 热加苦参；渴加瓜蒌根；便涩加葶苈；素热加黄连。

茵陈蒿汤 治黄疸，寒热不食，食则头眩，心胸不安者是。

滑石石膏丸 治女劳疸。证见题下。

滑石　石膏

研末下，粥饮，便利则止。

十三、劳劳极　烦热　劳瘵

【脉】　男子平人，脉大为劳，极虚为劳，浮大为里虚。男子脉虚弱细微者，善盗汗。男子脉虚沉弦，无寒热，短气里急，小便不利、面色白，时目瞑，喜衄。诸芤、动、微、紧，男子失精，女子梦交。脉沉小迟，名脱气。其人疾行则喘，手足寒，腹满，甚则溏泄，食不消。脉弦而大，大则为芤，弦则为减，女子漏下，男子失精。脉微弱而涩为无子，精气清冷。尺脉弱寸强，胃络脉伤。安卧脉盛，谓之脱血。脉举之而滑，按之而微，看在何部，以知其脏。尺弱滑而涩，下虚也；尺滑而涩疾，为血虚。脉数，骨肉相失，声散呕血，阳事不禁，昼凉夜热者死。脉轻手则滑，重按则平，看在何经而辨其腑。寸弱而微者，上虚也。

【因】　喜怒不节，起居不时，有所劳

伤，皆伤其气。气衰则火旺，火旺则乘其脾土，而胃气、元气散解，不能滋养百脉，灌注脏腑，卫护周身，百病皆作。

【证】 百节烦疼，胸满气短，心烦不安，耳聩鸣，眼黑眩，寒热交作，自汗飧泄，四肢怠惰者。

外有脾痹、中风、湿痹病、伤暑、骨热不同。

【治】 法以甘寒泻火，甘温补中，温之、收之。

十全散、四物汤治血虚；四君子汤治气虚，加升麻，补中益气汤。

牛膝丸 治肾肝损，骨痿不能起床，筋缓不能收持。

川萆薢炒 杜仲炒 苁蓉酒浸 菟丝酒浸 牛膝酒浸，治肾 蒺藜治肝，各等分 桂枝半两

酒煮猪腰子，丸梧桐子大。空心酒下。亦治腰痛。

肾气丸 治肾脾不足，房室虚损，宜

此荣养血以益肾。肾苦燥，以辛润之，致津液，故用川芎。酸以收之，故用五味。盖神方也。

苍术泔浸，一斤　熟地一斤　五味半斤　川芎冬一两，夏半两，秋七钱，春亦七钱

上为末，用枣肉丸，米饮下。

地黄煎丸　解劳生肌活血。

生地汁　藕汁　杏仁汁　姜汁各五升　薄荷汁　鹅梨汁　法酒二升　沙蜜四两

以上慢火熬成膏，入后药。

柴胡三两，去芦　秦艽去芦　桔梗各二两　熟地黄四两　木香　枳壳炒　柏子仁炒　山药　白茯苓　远志去心　人参　白术各一两　麝香半钱，另研

上为末，和前药，丸如梧桐子大，甘草汤下。

辛苦劳　柴胡　人参　黄芪　黄柏　甘草

牡蛎散　治诸虚不足，津液不固，自汗出。

牡蛎煅取粉　麻黄根　黄芪　或加秦艽、柴胡、小麦同煎。

麦门冬汤　治大病后虚烦，则热不解，不得卧。

半夏　竹茹　陈皮　茯苓　麦门冬　人参

炙甘草汤　治虚劳不足，汗出而闷，心悸，脉结代。

酸枣仁丸　治虚劳，虚烦不得眠者。

枣仁炒一两　参　桂各一钱　茯苓三钱　石膏半两　猪苓三钱

固精丸　治精滑。

牡蛎砂锅煅，醋淬七次，醋糊丸，梧子大，空心盐酒送下。

参归散　治骨蒸劳。

知母炒　人参炒　秦艽去尖芦　北柴胡同术炒　鳖甲麦汤浸七次　前胡各半两　乌梅三个　地骨皮　川常山酒浸三日　川归柴胡同炒　甘草　白茯苓各七钱半

水煎服。

脾虚 本经宜四君子汤。

肝乘之，胁痛口苦，往来寒热而呕，四肢满闷，淋溲便难，转筋腹痛。宜防风、独活、川芎、桂、芍药、白术、茯苓、猪苓、泽泻、黄柏、细辛、滑石。

心乘之，宜连、芩、柏、白芍、地黄、石膏、知母。

肺受病，痰嗽短气，懒言嗜卧，洒淅寒热，宜补中益气汤。作涎清涕，肩胛腰脊痛，冷泄，宜干姜、术、附、乌、苍术、桂、茯。

劳热

劳者，神不宁也。

肝劳实热，关格牢涩，闭塞不通，毛淬色夭。肝劳虚寒，口苦，关节疼痛，筋挛缩，烦闷。

心劳实热，口舌生疮，大便闭塞，心满痛，小腹热。心劳虚寒，惊悸恍惚多忘，梦寐惊魇，神志不定。

脾劳实热，四肢不和，五脏乘戾，胀满肩息，气急不安。脾劳虚寒，气胀咽满，食不下通，噫宿食臭。

肺劳实热，气喘鼻胀，面目苦肿。肺劳虚寒，心腹冷气，气逆游气，胸胁气满，从胁达背痛，呕逆虚乏。

肾劳实热，小腹胀满，小便赤黄，末有余沥数少，茎中痛，阴囊生疮。肾劳虚寒，恐虑失志，伤精嘘吸短气，遗泄白浊，小便赤黄，阴下湿痒，腰脊如折，颜色枯悴。

尽力谋虑则肝劳；曲运神机则心劳；意外致思则脾劳；预事而忧则肺劳；矜持志节则肾劳。

极者，穷极无所养也。

筋实，咳而两胁下痛，不可转动，脚下满不得远行，脚心痛不可忍，手足爪甲青黑，四肢筋急，烦满。筋虚，好悲思，支嘘吸，脚手俱挛，伸动缩急，腹内转痛，十指甲疼，转筋。甚则舌卷卵缩，唇青，面色苍白，不得饮食。

脉实，气衰血焦，发落，好怒，唇舌赫。甚则言语不快，色不泽，饮食不为肌肤。

脉虚，虚则咳，咳则心痛，喉中介介如梗，甚则咽垂。

肉实，肌脾淫淫如鼠走，津液开，腠理脱，汗大泄。或不仁，四肢急痛。或腹缓弱，唇口坏，皮肤变色。肉虚，体重怠惰，四肢不欲举，关节痛疼，不嗜饮食，饮食则咳，咳则胁下痛阴引背及肩不可转动。

气实，喘息冲胸，常欲自恚，心腹满痛，内外有热，烦呕不安。甚则呕血，气短乏不欲食，口燥咽干。气虚，皮毛焦，津液不通，力乏腹胀，甚则喘息，气短息塞，昼差夜甚。

精实，目视不明，齿焦发落，形衰，通身虚热。甚则胸中痹痛痛，烦闷泄精。精虚，尫羸，惊悸，梦泄遗沥，小便白浊。甚则茎弱核砌，小腹里急。

骨实，热，耳鸣，面色焦枯，隐曲膀胱不通，牙脑苦痛，手足酸疼，大小便闭。骨虚，面肿垢黑，脊痛不能久立，气衰发落齿槁，腰背相引痛。甚则喜唾不了。

烦热

内热曰烦，外热曰热。身不觉热，头目昏痛，口干咽燥不渴，清清不寐，皆虚烦也。平人自汗，小便频并，遗泄白浊，皆忧烦过度，大病虚后烦闷，谓之心虚烦闷。

《古今录验》五蒸汤 治五蒸病。

甘草一两，炙 人参 知母 黄芩各二两 茯苓 熟地 葛根各三两 竹叶二把 石膏五两，碎 粳米二合

上㕮咀，以水九升，煮取二升半，分为三服。亦可以煎小麦水乃煎药。忌海藻、菘菜、芜荑、大醋。

实热 黄芩 黄柏 黄连气也 大黄血也

虚热 乌梅 秦艽 柴胡气也 青蒿 蛤蚧 鳖甲 小麦 丹皮血也

肺鼻干 乌梅 天冬 麦冬 紫菀

皮舌白，唾血 桑白皮 石膏

肤昏昧嗜唾 牡丹皮

气遍身虚热，喘促鼻干 人参 黄芩

栀子

大肠鼻右孔干痛　大黄　芒硝

脉唾白浪语，脉络溢，脉缓急不调　生地黄

当归

心舌干　生地　黄连

血发焦　地黄　当归　桂心　童便

小肠下唇焦　赤茯苓　木通　生地

脾唇焦　芍药　木瓜　苦参

肉食无味而呕，烦躁甚不安　白芍药

胃舌下痛　石膏　粳米　大黄　芒硝

葛根

肝眼黑　川芎　当归　前胡

筋甲焦　川芎　当归

胆眼白失色　柴胡　栝蒌

三焦乍寒乍热　石膏　竹叶

肾两耳焦　生地　石膏　知母　寒

水石

脑头眩，闷热　地黄　防风　羌活

髓髓沸骨中，骨热　天冬　当归　地黄

骨齿黑，腰痛足逆　鳖甲　地骨皮　牡丹

皮　归　生地黄

肉肢细肤肿，腑脏俱热　石膏　黄柏

胞小便赤黄　泽泻　茯苓　滑石　生地　沉香

膀胱左耳焦　苓　滑石　泽泻

外有胸中烦热，肝中寒烦闷、肝中风酒疸、中暑中风湿、心痹、脾痹、肝虚寒、精实、五心烦热、小肠热、心虚热。足下热，酒疸、女劳疸。日晡热如疸。

劳瘵

【**脉**】虚。

【**因**】痰与血病。

【**证**】其病俗名传尸。虽多种不同，其病与前人相似。大略令人寒热盗汗，梦与鬼交，遗泄白浊，发于而耸；或腹中有块，或脑后两边有小核数个，或聚或散，沉沉默默，咳嗽痰涎；或咯脓血，如肺痿、肺痈状；或腹下利，羸瘦困乏，不自胜持。虽不同证，其根多有虫啮心肺一也。

【**治**】青蒿一斗半　童便三斗

文武火熬至七分，去蒿。再熬至一升，入猪胆汁七个、辰砂、槟榔末。再熬数沸，以甘草末收之。

四物汤　治虚劳痰，竹沥、姜汁、便，或加参、术。

三拗汤　治传尸劳瘵，寒热交攻，久嗽咯血羸瘦，先服此方，后服莲心散，万无一失。

麻黄　生甘草　杏仁不去皮尖，炙

姜枣煎服，痰清则止。

莲心散　当归　黄芪　甘草炙　鳖甲醋炙　前胡　柴胡　独活　羌活　防风　防己　茯苓　半夏　黄芩　陈皮　官桂　阿胶　赤芍　麻黄去节　杏仁　莲心去心　天南星　川芎　芫花醋炒黑　枳壳炒

除芫花，每服二钱半，水二盏半，姜三片。枣一枚，入芫花一抄，煎至八分服，须吐有异物，渐减芫花及甘草，杀虫少之。

调鼎方　治传尸劳，神效。

混沌皮[1]一具，醋浸一宿，焙干　炙鳖甲　桔梗　芍药　胡黄连　制大黄　甘草　豉心　苦参　贝母　秋石另研　草龙胆　知母　黄柏蜜炙　芒硝　犀角一钱　蓬术一个

上炼蜜为丸。温酒下二十丸，肠热食前，膈热食后，一月平安。

白蜡丸　治瘵。

① 混沌皮：为紫河车之异名。

脉因证治卷二

十四、热

【脉】 浮大而虚为虚，脉细而实为实。脉沉细或数者，皆死。病热有火者，心脉洪是也；无火者死，细沉是也。脉弱四肢厥，不欲见人，食不入，利下不止，死。

【因】 因心火为之。心者，君火也。火旺则金烁水亏，惟火独存。

【证治】 暴热，病在心肺；积热，病在肾肝。

虚热，如不能食而热，自汗气短，属脾虚，治宜甘寒温而行之。实热，如能食口干，舌燥便难者，属胃实，治宜辛苦大寒下之。火热而郁，乃心火下陷脾土，抑而不伸，五心热，宜汗之、发之。心神烦乱，血中伏火，病蒸蒸然不安，宜镇阴火，朱砂安神丸主之。蒸劳热，乃五脏齐损，病久憔悴，盗汗下血，宜养血益阴。阴虚而热者，用四物加柏。

治法 小热之气，凉以和之；大热之气，寒以取之；甚热之气，汗而发之。不尽，则逆治之。

又治法 养血益阴，其热自治。《经》曰：壮水之主，以制阳光。轻者可降，重者从其性而伸之。

李论：外有元气虚而热，有五脏而热，有内中外而热。轻手扪之则热，重之则不热，在皮毛血脉也。轻按之不热，重至筋骨，热蒸手足甚，筋骨热也。不轻不重而热，在肌肉也。

凡三法，以三黄丸通治之。

肺热者，轻按之瞥瞥见于皮毛，日西甚。其证喘咳，洒淅寒热。轻者泻白散，重者凉膈、白虎、地骨皮散。

心热者，微按之热见于血脉，日中甚。其证烦心、心痛，掌中热而啘，以黄连泻心汤、导赤散、朱砂安神丸。

肝热，肉下骨上热，寅卯间甚。脉弦，四肢满闷，便难，转筋多怒惊，四肢困热，筋痿不起床，泻青丸、柴胡饮。

脾热，轻重之中见于肌肉，夜甚，怠惰嗜卧，无气以动。泻黄散、调胃承气治实热，补中益气汤治虚热。

肾热，按至骨，蒸手如火，困热不任起床，宜滋肾丸、六味地黄丸。

平旦潮热，热在行阳之分，肺气主之，白虎加芩。日晡潮热，热在行阴之分，肾气主之，地骨皮、牡丹皮、知母、柏。

木香金铃子散　治暴热心肺，上喘不已。

大黄五钱　金铃子三钱　木香三钱　轻粉　朴硝

上为末，柳白皮汤下三钱，以利为度。止喘亦止。

大黄散　治上焦烦，不得卧睡。

大黄　栀子　郁金各五钱　甘草二钱半

煎服，微利则止。

黄牛散 治相火之气游走脏腑，大便闭。

大黄一两 牵牛头末半两

酒下三钱，以利为度。此不时热，温热也。

金花丸 柏 连 芩 栀 大黄便实则加

煎、丸任用。或腹满吐呕，欲作利，加半夏、苓、朴、生姜：如白脓下利后重，加大黄。

凉膈散 退六经热。

连翘 山栀 大黄 薄荷 甘草一两半 黄芩半两 朴硝二钱半

如咽噎不利，肿痛，并涎嗽，加桔梗一两、荆芥半两。咳而呕，加半夏三钱，姜煎。鼻衄，呕血，加白芍、地黄。如淋闭，加滑石四两、茯苓一两；或闷而不通，腹下状如覆碗，痛闷难忍。乃肠胃干涸，膻中气不下。先用木香三钱。沉香三钱，酒下，或八正散。甚则宜上涌。

当归承气汤 治阳狂奔走，骂詈不避亲疏。此阳有余阴不足也。

当归 大黄 芒硝各一两 甘草半两

每二两，姜、枣煎。

牛黄膏 治热入血室，发狂不认人。

牛黄二钱半 朱砂一两 郁金 甘草各半两 脑子一钱 丹皮三钱

上炼蜜丸，皂子大，水下。

三黄丸 治实热能食者，能食，为实热也。

白虎汤 治表热恶寒而渴者。

柴胡饮子 治两胁下肌热，脉浮弦者。

四顺饮子 治一身尽热，日晡肌热，皆血热也。

桃仁承气 治血热，夜发热者。

潮热者，黄芩、生甘草，辰戌时，加羌活；午间，黄连；未时，石膏；申时，柴胡；酉时，升麻；夜间，当归根。如有寒者，黄芪、参、术。两手大热为骨厥，如在火中，可灸涌泉五壮，立愈。

地黄丸 治久新憔悴，寝汗发热，肠澼下血，骨蒸，痿弱无力，五脏齐损，不能运动，烦渴，皮肤索泽。食后更宜当归饮子。

熟地八两 山茱萸 山药各四两 丹皮 茯苓 泽泻各三两

上炼蜜和丸，梧子大。每服五十丸，空心酒下。

当归饮子 柴胡 人参 黄芩 甘草各一两 大黄 当归 白芍各三两 滑石三两 姜煎服。

如痰实咳嗽，加半夏；五谷不化完出，淋闷惊悸，上下血，宜金花丸。

朱砂安神丸 治心神烦乱怔忡，兀兀欲吐，胸中气乱而热，似懊侬状，皆是膈上血中伏火。

朱砂一钱，研 黄连一钱半，酒制 炙甘草五分 生地五钱 当归半钱饼丸，津下。如心痞，食入反出，加煨大黄，除地黄。

补血汤　治肌热燥热，目赤面黄红，烦渴引饮，日夜不息，脉浮大而虚，重按之全无，为血虚发热。证似白虎，唯脉不长并实耳。

黄芪一两　当归二钱，酒制

热服。

火剂汤　黄芩　黄连　山栀　黄柏

火郁汤　治四肢热，五心烦热。因热伏土中，或血虚得之；或胃虚，多飧冷物，抑遏阳气于土中。

羌活　升麻　葛根　人参　白芍各半两　柴胡　甘草炙，各三钱　防风二钱半　葱白三寸　煎服。

朱砂凉膈丸　治上焦虚热。肺脘咽膈，有气如烟抢上。

黄连　山栀各一两　人参半两　朱砂三钱，另研　脑子另研，五钱　茯苓五钱

上蜜丸，朱砂为衣，水下。

黄连清膈丸 治心肺间及经中热。

麦冬一两 黄连五钱 鼠尾三钱

上蜜丸，绿豆大，温水下。

补中益气汤 治脾胃虚弱而热。

辰砂滑石丸 治表里热。

辰砂 龙脑 薄荷 六一散

秘方 治阴虚发热。

四物汤 黄柏 龟板 人参 白术

二味，气虚加之

治酒发热 青黛 瓜蒌仁 生姜

十五、吐 衄 下 血

【脉】 脉涩濡弱为亡血；细弦而涩，按之虚，为脱血也，脉浮弱，按之而绝者，为下血；烦咳者，必吐血。脉沉弦，面无血色，无寒热者，必衄，沉为在里，营卫内结，胸满必吐血。脉滑小弱者生，浮大牢数者死；又血温身热，脉躁者死，热为血气散故也。藏血，脉俱弦者死，滑大者生。

【因】 外有肺痈、肺痿，亦能咳嗽脓血。劳亦能吐血。

【证治】 麻黄汤治伤寒证大壅塞内热，火气不伸成衄。脉浮紧为寒。

桂枝汤 治证同前，脉浮缓为风。

五苓散 治伏暑，热流入经络。

黄芩芍药汤 治伤寒、风二证，脉微。

衄血方 治出于肺经。如不止，用寒水纸于胸、脑、大椎三处贴之。

犀角 升麻 山栀 黄芩 白芍 生地 丹参 紫参 阿胶 荆芥穗

研服亦良。萝卜头段捣饮，又汁滴之亦良。大椎、哑门灸之亦止。

咯唾血方 出于肾。亦有瘀血内积，肺气壅遏，不能下降，肺壅，非吐不可。

天冬 麦冬 知母 贝母 桔梗 熟地 远志 黄柏

有寒加干姜、肉桂。

呕痰涎血方 出于脾。

黄芪 黄连 白芍 当归 甘草 沉香 葛根

呕吐血方　出于胃。

犀角地黄汤　治实，及病余瘀血。

犀角一两　生地八两　白芍三两　丹皮二两

小建中汤加黄连　治虚及伤胃吐血。

三黄补血汤　治六脉大，按之虚，面赤善惊，上热，乃手少阴心之脉也。此气盛而亡血，泻火补气，以坠气浮。

丹皮一钱　川芎二钱　熟地二钱　生地三钱　柴胡　当归各一钱半　升麻　黄芪各一钱　白芍五钱

人参饮子　治脾胃虚弱，衄血、吐血。又治吐血久不愈，于气冲三棱针出血，立愈。

甘草一钱　麦冬二钱　当归三钱　黄芪一钱　五味子五个　白芍一钱

救肺饮　治咳、吐血。

升麻　柴胡　白术　白芍各一钱　归尾　熟地　黄芪　人参各二钱　苏木　陈皮　甘草各五分

作一服。

清心莲子饮 治咳血兼痰。

凉血地黄汤 治肠澼下血，水谷与血，另作一派。

知母炒 黄柏炒，各一两 槐子炒 青皮 熟地 当归

如余证，同痢门法治之。

胃气汤 治风毒客肠胃，动则血下。

芍 术 参 归 桂 芎 苓各等分

尿血方 治心肾因房劳、忧思气结。

发灰，能消瘀血，通闭，醋汤下三钱。棕榈烧灰，米饮下亦可。

三汁丹 治小便出血。

水杨树脑 老鸦饭草 赤脚马兰

各自然汁，以水服之。

益阴散 治阳浮阴翳，咯血、衄血。

黄柏 黄连 黄芩以蜜水浸，炙干 白芍 人参 白术 干姜各三钱 甘草炙，六钱 雨茶一两二钱 香油釜炒红，米饮下三四钱，立安。

三黄丸 治衄血不止，大便结燥者，下之。

大黄半两 芒硝 地黄二钱 黄连 黄芩 山栀各一钱

老蜜炼丸。

咳血丹 治因身热，痰盛血虚。

青黛 瓜蒌仁二味治痰 诃子 海石涩 杏仁治嗽甚 四物汤治虚 姜汁 童便 山栀

蜜调噙化。

呕血丹 治因火载血上，错经。

四物汤 山栀炒 郁金 童便 姜汁 韭汁 山茶花

痰加竹沥。喉中痛是气虚，加参、芪、术、柏。

衄血丹凉血 犀角地黄汤入郁金。

溺血丹 治热。

生地四两 木苏根 淡竹叶 山栀炒 滑石 甘草 蒲黄 藕节 当归

血虚，加四物、牛膝膏、通草。

下血丹 四物汤。热，加连酒煮温散 山栀炒 秦艽、升麻、胶珠、白芷；虚，加干姜炮、五倍子；寒，加辛升温散，一行一止。

神效方 治吐血、痰血，酒色过度者。

枇杷叶去毛 款冬 紫菀茸 杏仁去皮尖 鹿茸炙如法 桑白皮 木通各一两 大黄半两

炼蜜丸，临卧含化口中。

圣饼子 治咯血。

青黛一钱 杏仁四十粒，去皮尖

上杏仁，以黄蜡煎黄色，研细，入黛作捏饼子。每日柿一个，中破开入药合定，湿纸煨，饮下。

罗面丹 治内损吐血。

飞罗面略炒 京墨磨下，二钱

越桃散 治下血及血痢。

山栀 槐花 大枣 干姜各等分

烧存性，研，米饮下三钱。

伏龙肝散 治便血。因内外有感，凝住在胃，随气下通，亦妄行之类。

伏龙肝八两　白术　阿胶　黄芩　干地黄　甘草各三两

煎服。

赤豆归散　治先血后便，谓之近血。

赤小豆五两，浸令芽出，晒干　当归一两

为末，浆水下。

五灵脂散　治下血。

五灵脂炒为末

芎归汤下。

有血脱尽，色白而夭、不泽，脉濡。此大寒证，乃始同而末异。治宜辛温益血，甘热温经，干姜类是也。

有阴结者便血。夫邪在五脏，则阴脉不和，阴不和则血留之，血无所禀，渗入肠间，其脉虚涩，非肠风脏毒也。治宜生地黄汁、小蓟汁各一升、砂糖、地榆、阿胶、侧柏叶。

十六、下　利

【脉】　脉滑按之虚绝者，必下利。

寸脉反浮数，尺中自涩，必下清脓血。脉沉弦者，下重，其脉小大者，为未止。脉数，若微发热，汗自出者，自愈；设脉复紧者，必为未解。脉微，若数者令自止，虽发热不死；脉反弦，发热，身汗出，自愈。脉绝手足厥，灸之手足温者生；若脉不还，反微喘者死。脉迟而滑者，实也。利未止，当下之；数而滑者，有宿食，当下之。肠澼下白沫，沉则生，浮则死。肠澼下脓血，悬绝者死，滑大生。又沉小流连者生，数大有热者死。肠澼转筋，脉极数者死。凡诸痢泄注，脉沉小者生，浮大者死。身热者死。或谵语，或腹坚痛，脉沉紧者，可下；迟者，可温之。下痢不欲食，有宿食；肠满痛，为寒食：肠坚心下坚，为实，皆可下。下痢脉迟，紧痛肠鸣，心急大孔痛，皆可温。伤寒下痢，三部无脉，尺中时小见，脉再举头者，肾气也，形损脉不至者死。

【因】 风湿热论之，则火盛而金去，独木火旺而脾土损矣。轻则飧泄，身热脉洪,谷不能化;重则下利脓血。经曰:春伤于风,夏必飧泄。又曰:诸下利,皆属于湿。又曰:下利稠黏,皆属于火。又曰:利下脓血,皆属带下。

【证】 前证,皆热证、实证也。忌用龙骨、石脂、粟壳等剂。虚证泄利,水谷或化或不化,并无努责,惟觉困倦,脉弦涩者是也,宜温补之。

【治】 治法,重则大黄汤主之,轻则黄芩芍药汤主之。后重则宜下,乃有物结坠。里热脉洪甚,宜下;著脉洪大甚,不宜下也。又大肠经气不宣,加木通、槟榔、木香,肠痛则宜和,胃气不和,当以茯苓、归、芍和之。身重则除湿,脉弦则去风。风气因动属于内,大柴胡汤主之。血脓稠黏,以重药竭之,热甚故也。身冷自汗,以毒药温之。有暴下无声,身冷自汗,小便清利,大便不禁,气难布息,脉沉微,喘[①]吐,虽有里急后重,谓寒邪在内而气散也。可

---

① 喘:《丹溪手镜》作“呕”,义胜。

温药而安，则浆水散是也，属少阴。风邪在内缩，宜汗之也。有厥阴下利不止，脉沉而迟，手足厥逆，涕唾脓血，此难治，宜麻黄汤、小续命汤平之。法曰：谓有表邪缩于内，当散表邪而安矣。李用升举之法亦然。鹜溏为利，宜温之。谓利有结粪，属太阴。有里者下之。或后重，或食积与气坠，下之。在上者涌之。或痰气在上，涌之安；在下者，竭之。大法，去者送之，盛者和之，过者止之。假如恶寒热，腹不痛，加芩为主；痛甚，加当归，倍芍。如见血，加连；或发热恶寒，非芩不止，上部血也。如恶寒脉沉腰痛，或白痢下痛，或血，非连不止，中部血也。或恶寒脉沉，先血后便，非地榆不止，下部血也。

痢下，有风、湿、热、寒、虚，滞下、噤口痢、疳痢、瘵痢、湿蚀疮，病同而因异。血痢，有瘀血、血枯、肺痿、风血酒痢，证同而因异。

泄痢是积辨　泄痢有期，或久亦然，

或久神不悴亦然，宜逐去之，此名滞下。

有一人，年六十。忧患滞下褐色，腹微痛，后重频并，食大减，身微热，脉弦而涩，似数稍长。非滞下，乃忧患所致，心血亏脾弱也。以四物、四君合而治之愈。

有一人，年三十，奉养厚。秋间患滞下，腹大痛，左脉弦大似数，右脉亦然，稍减，重取似紧。此乃醉饱后吃寒凉，当作虚寒治之，遂以四物、桃仁、红花，去地黄，加参、术、干姜，煎入姜汁、茯苓，一月而安。

黄芩芍药汤　治泄痢腹痛，后重身热，脉洪疾。

芍药　黄芩各一两　甘草五钱

痛加桂少许。

大黄汤　治前证重者。

大黄一两，酒浸半日，煎服，以利为度。

芍药汤　治下痢脓血，里急后重。行血则便脓自安，调气则后重自除。

芍药一两　当归　黄连各半两　甘草炒　木香　槟榔　桂枝各二钱　黄芩半两　大黄三钱

白术芍药汤　治脾受湿，水泄微满，困弱，暴下无数。

白术　芍药各一两　甘草

腹痛甚，加芩桂；脉弦头痛，加苍术、防风；下血，加苍术、地榆，痒则同上；如心下痞满，加枳实。

黄连汤　治大便下血，腹中不痛，谓之湿毒下血；腹中痛，谓之热毒下血。

当归半两　大黄二钱半，热毒加之　芍药　桂腹痛加之

诃子散　治虚滑，久不已。

黄连三钱　木香半两　炙甘草三钱　诃子皮生、熟各半两　白术

芍药汤送下。

桃花汤　治冷痢腹痛，下鱼脑白物。

赤石脂煅　干姜炮

饼丸，饮下。

浆水散 治暴泄如水，身冷脉微气少，甚者加吐、急痛。

半夏一两 炮附子 干姜五钱 桂枝五钱 炙甘草三钱 良姜二钱半

上为末，三五钱，浆水二盏，煎半，和滓热服。

小续命汤 治风积痢。

龙芽草 刘寄奴

椿皮丸 治风邪内陷。

香连丸 止痢。

燥湿和血汤 治肠澼下血，合作一派，腹中大痛。此乃阳明气冲，热毒所作也。以下出李。

地黄生、熟各半两 牡丹皮半钱 白芍一钱半 当归二钱 甘草生半钱，熟一钱 黄芪一钱 升麻七钱 苍术 秦艽 肉桂各三钱 橘皮二钱

作一服。

升麻补胃汤 治前证，腹中不痛，腰沉沉然，乃阳明、少阳经血证，名湿毒下

血。效过老人久痢。

升麻一钱 羌活二钱 独活 柴胡 防风各五分 葛根三钱 肉桂少许 白芍一钱半 当归三钱 丹皮半钱 地黄生、熟各半钱 炙甘草半钱 黄芪一钱 槐花治湿毒 青皮

作二服。

益智和中汤 治前证，腹中痛，皮恶寒，脉俱弦，按之无力，关甚紧弦，肌表阳明分凉，喜热熨，为内寒明矣。

升麻一钱半 葛根半钱 白芍一钱半 炙甘草一钱 桂皮四钱 益智五分 当归一钱 黄芪一钱 牡丹皮炙 柴胡 半夏各五分 干姜炒 肉桂一钱

茯苓汤 治伤饮冷水，变成白痢，腹内痛，减食。

茯苓六钱 泽泻一钱 当归四钱 苍术二钱 生姜二钱 黄芩二钱 肉桂二钱 猪苓六钱 甘草半两，炙 芍一钱半 升麻 柴胡各二钱

止痢神丸

川黄连　茱萸　粟壳清泔浸三日。又酒浸七日，炒干。同上二味，同此制

上末为丸。热则甘草汤下，寒姜汤下八十丸。

小柴胡去参汤　浑身热，挟外感。

没乳丸　治瘀血痢。

乳香　没药　桃仁　滑石

佐以木香、槟榔。苏木汤下。

保和丸　治食积痢。

噤口丹　治噤口痢，呕不纳食；亦治痢吐食。

枇杷叶十张，蜜炙　缩砂十个，末

熟蜜调，抹口上。

半夏四钱　人参八钱

姜煮干，焙末。以姜粉入香附，丸服，连多加参煎呷。

大承气汤　治下痢不欲食。

许学士云：凡痢病腹痛，以白芍、甘草为君，归、术为佐，见血前后，以三焦热论。

凡治痢病，小便清白不涩为寒，赤涩

为热。

又法，完谷不化而色不变，吐利腥秽，沉沏清冷，小便清白不涩，身凉不渴，脉微细而迟者，寒也。谷虽不化而色变非白，烦渴，小便赤黄而或涩者，热也。凡谷消化，无问他证及色，便为热也，寒泄而谷化者，未之有也。

伤食，微加大黄；腹胀，川朴；渴者，白茯苓；腹痛，白芍、甘草为主。冬月，白芍药一半、白术一半；夏月，制黄芩。先见脓血，后见大便者，黄柏为君，地榆为佐，加归尾；先见大便而脓血者，制芩、归梢；脓血相杂下者，制连；大便腹不痛，白芍半之；身倦。目不欲开，口不能言，黄芪、人参；沉重者，制苍术；不思食者，木香，霍香，余同上。

十七、泄

【**脉**】 脉疾身多动，音声响亮，暴注下迫，此阳也、热也。脉沉细疾，目睛不了了，饮食不下，鼻准气息，此阴也、寒也。

【因】 湿多成五泄者，胃泄、脾泄、大肠泄、小肠泄、大瘕泄。

【证治】 胃泄，饮食不化、色黄，宜承气汤。

脾泄，腹胀满，泄注食呕吐逆，宜理中汤。一云，肠鸣食不化者，经云脾虚。

大肠泄；食已窘迫，大便色白，肠鸣切痛，宜干姜附子汤。

小肠泄，溲便脓血，小腹痛，宜承气汤。

大瘕泄，里急后重，数圊不得，茎中痛，宜五苓散。

五病治虽不同，其湿一也。有化寒、化热之异故也。虚则无力，不及拈衣而已出，故谓之不禁故也，温之、热之；实则圊不便，虚坐努责，宜下之。

痰积下流，因太阴分有积痰，肺气不得下流降而郁，大肠虚而作泄，当治上焦，以萝卜子等吐之。

水恣泄，乃大引饮，是热在膈上，水多入下，胃经无热不胜。寒泄，大肠满而泄鹜溏。风泄，久风为飧泄，乃水谷不化而出也，防风为君。

平胃五苓散　治湿泄、水恣泄、热泄。此方治一切阳证。

平胃散、五苓散、白术。热，加黄连、木通。

补胃丸　治气虚下溜。

四君子　白芍炒　升麻

流积丸　治痰积下流。甚则吐之。

青黛　黄芩　海石　神曲

止泻丸　肉豆蔻五两　滑石春一两，夏二两。秋一两半

寒，加神曲、吴茱萸；热，加黄连、茯苓；滑，加诃子煨。

温六丸　清六丸

脾泄丸　白术二两，炒　白芍一两，酒炒　神曲一两半，炒　查子　半夏一两半　黄芩半两，炒　苍术

虚，加参、术、甘草；里急后重，加荦榔、木香、荷叶煨饭丸。

姜附汤 治寒泄。

椒术丸 治湿泻。

川椒 苍术 肉果

胃风汤 治风泄。

太平丸 治泄。

黄连

一方与干姜炮各一两，或加诃、归，名驻车丸；一方与茱萸各一两，或加芍药，又名苦散。

肠鸣，乃湿与热相搏也；或大热亦然；或饮水亦鸣。

许论 泄泻有八，冷泻，脉微，宜暖药。热泻，胃中有热，伤寒多有脉数，宜凉解之，积泻，脾脉沉弦，宜逐积。脾泻，同上条。气泄者，躁怒不常，伤动其气，肝气乘脾而泄，脉弦而逆，宜调气。飧泄者，春伤于风，肝旺受病而传于脾，至季夏土而泄，宜泻肝补土。惊泻者，因心受惊，惊则气乱，心气不通，水入谷道而泄，心脉散大者，是宜调心利水。病亟气败而泻者，《素问》云：门户不要也。

厥逆幽闷，困泻不止，四肢冷，困软不能转侧，下泄不知，脉亡阳，喘者死。

十八、自汗头汗

【因】 湿能自汗，热能自汗。虚则盗汗。痰亦自汗、头汗。

【证】 阴阳俱虚，身体枯燥，头汗，亡津液也。热入血室，头汗。

伤湿额上汗，因下之，微喘者死。胃热上熏，头汗。发黄头汗，小便不利而渴。此瘀血在里也。心下懊憹，头汗。

十九、淋附小便不禁 肾脏风

【脉】 细而数。脉盛大而实者生；虚小而涩者死，尺中盛大，此阴血不足，阳乘之，为关。

【因】 膀胱有热则淋。然赤涩、淋

涩，如脂膏、如砂石，皆内热也，如水煎盐而成也。气不利则不通，《经》曰，小便为气所化，气不化则脐腹满不利，闷而为淋。

【治】 淋者，解热利小便；闭者，行气则水自下。有气虚则气不行，血虚则气不升，痰多气塞则气不运。治法，气虚补气，血虚补血，痰多导痰。先服本药，后皆用吐之以提其气，气升则水自下，加以五苓散。有人患淋，乃血滞，故四物汤内加杜牛膝而愈。死血亦淋也。

李论：皆邪在肺而无资其化源，邪热在肾而闭其下焦，可除其热、泻其塞，当已。

治热在上焦，以栀子、黄芩主之；热在中焦，加以连、芍；热在下焦，加之以柏。

资肾丸 治小便闭，不渴，热在下焦血分也。

知母酒制 黄柏各二两，酒炒 肉桂一钱

清肺饮子 治渴，小便不利，热在上焦气分。

茯苓二钱　猪苓三钱　泽泻五钱　琥珀半钱　灯心一钱　木通七钱　通草二钱　车前子一钱　扁豆七钱　瞿麦半钱

导气除湿汤　治小便闭，乃血涩致气不通；或淋者，即有死血。

知母三钱，酒浸　黄柏四钱，酒制　滑石二钱，炒黄　泽泻　茯苓各三钱

空心服。

牛漆膏　治前方证，大妙。

肾疸汤　治目黄渐至身，小便赤涩。

升麻半两　羌活　防风　藁本　独活　柴胡各半钱　白术　苍术一钱　猪苓四钱　茯苓二钱　黄柏二钱　泽泻三钱　白芍五分　神曲六钱，炒　人参三钱　甘草三钱

作二服。

秘方　淋热则利之，山栀之类；气虚补之，参、术加木通、山栀之类。

小便不通，气虚，参术升麻汤，后吐之。血虚，四物汤，后吐之。痰气闭塞，二陈汤，加木通、香附；后吐之。

又方 治淋。

麦门冬　葱头带根　人参　三白根　黑豆

浓煎，饮之。

淋方

五淋散　牛膝根　葵子　滑石　瞿麦

冷加附；热加芩；血加栀子；膏加秋石，加石苇；气，小腹满闭，加沉香、木香。

发灰散 治饮食、忍小便、走马房劳，皆致转胞，脐下急满不通。醋服一合，或加葵子、甘遂，加大蒜捣饼，安脐心，令实，著艾灸三十壮，治小便不通。

小便不禁膀胱不约为遗尿

【因】 归之肾冷，用韭子丸六两，炒，佐以鹿茸、肉苁蓉、牛膝、巴戟、兔丝、石斛、杜仲、肉桂、当归、地黄等药。

阿胶散 治湿[①]。

阿胶二两，炒　牡蛎煅　鹿茸酥炙，四两

---

① 湿：《丹溪手镜》作“失禁”。

煎散，任下。

茯苓丸　治心肾虚，淋沥。

赤白茯苓各二两　地黄汁

好酒熬膏，丸，盐酒下。

【证】　大小便闭者，外有骨热不同。关格者，外有肝实热、心实热。便利不禁者，外有风湿、肝痹不同。肾脏风乃湿。

【治】　阴茎痒痛不忍，苦参、大黄、荆芥、皂角洗熏。

阴胞痒，虫蚀方　狗脊不用金毛者、黄连、黄柏、黄丹、水银粉、光粉、赤石脂，为末傅好。

又方　大甘草汤浸海嫖峭末，傅。

二十、头目痛附脑痛、眉骨痛

【脉】　寸脉紧急或短，皆曰头痛，又浮而滑为风痰，主头目痛，脉反短涩者死。又卒然无所见者死；脑痛、脉缓大者死。太阳头痛，脉浮紧，恶风寒。少阳头痛，脉弦细，有寒热。阳明头痛，脉浮缓长，自汗。太阴头痛，脉沉缓，必有痰。厥阴头痛，脉浮缓，为冷厥。少阴头痛，脉沉细，为寒厥。左属风，右属痰。

【因】 有风、有痰者，多风痰结滞。痛甚者，火多，火曰炎上。血虚头痛者，亦多血不上荣。诸经气滞亦头痛，乃经气聚而不行也。

【证治】 太阳头痛兼项痛，足太阳所过攒竹痛也，恶风寒，羌活、川芎主之。阳明头痛，自汗发热：石膏、白芷、葛根、升麻主之。少阳头痛，额角上偏痛，往来寒热，柴、芩主之。太阴头痛，有湿痰实，体重腹痛，半夏、南星、苍术主之。少阴头痛，主三阴、三阳经不流行，而足寒逆为寒厥，细辛主之。厥阴头痛顶痛，血不及，或痰吐涎沫、厥冷，吴茱萸主之。气虚头痛，黄芪主之，病则耳鸣，九窍不和，参、芪主之。血虚头痛，芎、归主之。伤寒头痛，从伤寒法治之。太阳证，麻黄汤、桂枝汤；阳明脉洪，白虎；少阳柴胡；太阴脉浮则桂枝，脉沉则理中；少阴麻黄加辛、附子；厥阴桂枝麻黄各半汤。痰厥头痛，吐之。火作痛，清之、散之。伤暑亦同。湿热头痛，证则心内烦。外有脚气，亦能头痛，其状吐逆、寒热、便溲不通。有谷疸亦头痛。

半夏白术天麻汤　治痰厥头痛。

天麻五分　木香一钱　半夏七钱半　黄芪五分　苍术　陈皮各半钱　人参　泽泻各一钱　神曲一钱，炒　干姜　黄柏二钱　茯苓五分

清空膏　治风、湿、热及诸般头痛，惟血虚不治。

羌活　黄连酒制　防风各一钱　柴胡七钱　川芎五钱　甘草一钱半　黄芩三钱

白汤调下。巅顶痛，加蔓荆子、藁本。

芎归汤　治血虚自鱼尾上攻。

茶调散　吐、头痛有痰。

家珍方　治偏头痛连睛痛。

石膏　黍粘子炒

为末，酒下。

玉壶丸 治风湿头痛，亦治痰患。

雄黄 白术 南星 半夏 天麻

香芎散 治一切头风。

香附二两，炒去毛 川芎 甘草一两，炙 石膏半两 细辛 防风 草乌 川乌 白芷 荆芥 羌活

煎。

诸头痛有六证

伤风头痛，或半边偏痛，皆因冷风所吹，遇风冷则发，脉寸浮者是也。

食积，因胃中有阴冷，宿食不化，上冲头痛，右手脉浮紧甚者是也。

气虚，因下部气虚，上攻，温温而痛者，异乎邪毒所攻，无邪，脉尺虚浮是也。

伤寒在太阳经，其痛如破，关前脉数是也，紧数是也。阳明经胃热上攻，右关洪大而数是也。

膈上有风涎冷痰，而或呕吐，脉弦细，出于寸口是也。

阴毒伤寒，身不热，脉沉细，目痛，皆

血有太过不及，皆能为痛。太过则目壅塞而发痛，不及则无血养而枯痛。目之锐眦，少阳经也，血少气多。目之上纲眦，太阳经也，血多气少。目之下纲，阳明经也，血气俱多。唯足厥阴连于目系而已。血太过者，血得大热而溢于上，所以作痛。治法，血实者决之，虚者补之。宜以辛散之，凉以清之、汗之、吐之。

脑痛，乃风热乘虚而入于脑，以辛凉之药散之、行之，眉骨痛乃风痰。

羌活汤 治风热壅盛，上攻头目，昏眩疼痛及脑疼。

羌活 防风 黄芩酒炒，一两 黄连一两，酒制 柴胡七钱 黄柏酒炒 瓜蒌根酒制 甘草 茯苓各半两 泽泻三钱

羌附汤 治冬大寒犯脑痛，齿亦痛，名曰脑风。

麻黄 黑附 升麻 防风 白僵蚕 黄柏三钱 羌活 苍术各五分 甘草 白芷 黄芪一钱

作一服。

眉骨痛方 羌活 防风 甘草 黄芩酒炒 白术 半夏 南星 细辛

又方 加乌头、草乌，童便炒去毒为君

藿香散 治脑风头痛。

藿香 川芎 天麻 蔓荆子 槐花 白芷

酒调下。

吹搐方 治同上。

谷精草 铜绿各二钱，另研，吹鼻中。 细辛 瓜蒂 良姜各一钱 硝石一钱，另 硝五钱

含水满口，以药搐鼻。

荆芥 薄荷 木贼 僵蚕 蝎梢

茶清下二钱。

风成寒中则泣出。风气与阳明入胃，循脉而上至目内眦，人瘦则外泄而泣，宜辛温。

风成热则目黄。风气与阳明入胃，循

脉而上至目内眦，人肥不得外泄，故热郁也。

二十一、眩　晕

【因】 痰饮随气上，伏留于阳经，遇火则动。去血过多，亦使眩晕，头眩亦然，兼挟气虚。

【证】 外因者，风在三阳经，头重项强有汗。寒则掣痛，暑则热闷，湿则重着，皆令吐逆晕倒。

内因者，因七情致脏气不行，郁而生涎，结为饮，随气上厥，伏留阳经，呕吐，眉目疼痛，眼不得开。

因房劳、饥饱去血过多者，眼花屋倒，起则晕倒。

【治】 散风行湿汤　治痰火晕眩。二陈汤、苍术、黄芩、羌活。

瓜蒂散　治晕眩痰厥。

芎归汤　治血虚眩晕。

参术汤　治挟气虚头痛，补气降火

为主。

人参　白术　黄芩　黄连

二十二、心　腹　痛

【脉】 阳微阴弦，胸痹而痛，责在极虚。短而数，心痛心烦。心腹痛不得息，脉细小迟者生，坚大实者死。若腹痛脉反浮大而长者死。趺阳脉滑而紧。滑者，谷气强胃气实；紧者，阴气胜，故痛。病腹痛而喘，脉滑而利，数而紧者，实也。心痛有热厥、寒厥、大实。

【因】 劳役太甚，饮食失节，中气不足；或寒邪乘虚而入客之，或久不散郁而生热，或素有热，虚热相搏，结郁于胃脘而痛。或有实积痰饮，或气与食相郁不散，停结胃口而痛。

【证治】 胃病者，腹膜胀，胃脘当心而痛，上支两胁，膈咽不通，食饮不下。

脾病者，食则呕吐，腹胀喜噫，胃脘痛，心下急。

热厥心痛，身热足痛，四肢寒，甚则烦躁而吐，额自汗，脉洪，可汗。刺太溪、昆仑。

寒厥心痛，手足逆，通身冷汗，便利溺清，不渴，气脉微弱，可温。

大实心痛，卒然而发，大便或秘，久而注闷，心胸高起，按之痛，不能饮食，可下。

肾心痛，与背相接，瘈如从后绞触其心，伛偻，刺束骨、合骨、昆仑。胃心痛，腹胀胸满，刺大都、太白。脾心痛，如锥刺，刺然谷、太溪。

肝心痛，状如死，终日不得休息，取行间、太冲。肺心痛，卧若徒居，心痛间动作益盛，刺鱼际、太渊。

厥心痛，乃寒邪客于心包络也，宜以良姜、菖蒲，大辛热之药。

盖诸心痛，皆少阴厥气上冲也。刺之，宜通气、行气，无所凝停也。

腹痛

【因】 有客寒阻之不行，有热内生郁而不散，有死血、食积、湿痰结滞，妨碍升降，故痛，盖痛当分其部分，从其高下而治之。

【证治】 中脘痛，太阴也，理中、草豆蔻主之。小腹痛，厥阴也，正阳、回阳，四逆汤主之。

杂证而痛，苦楝汤、酒煮当归丸、丁香楝实丸等主之。

腹中不和而痛者，以甘草芍药汤主之。

伤寒误下传太阴经，腹满而痛，桂枝芍药主之。痛甚，桂枝大黄汤主之。夏月肌热恶热。脉洪实而痛，黄芩芍药主之，诸虫痛者，如腹痛肿聚，往来无有休息，涎出，呕吐清水，痰积痛隐隐然，得热汤、辛物则暂止，宜导痰解郁气，温散之。中气虚亦痛，或饥而痛是也，理中汤主之。胸痹，皆痰水宿饮，停留不散，宜瓜蒌、枳实、香附、芎、苍术，温散之。

外有似类而痛异名。心痛，有心中

寒，有心热，有心虚，有脾积，有宿食留饮，有胸痞。腹痛，有脚气。胸痛，有积实。小腹痛，有肝痹，有胞痛，有筋虚，有疝，有肠痛。

金铃子散 治热厥心痛，或作或止，久不愈。

金铃子 玄胡各一两

热加黄连，疝气加荔枝核。酒下三钱。

煮雄丸 治大实心痛、痃癖，如神。

雄黄一两，另研 巴豆五钱，生用去油，烂研，却入雄黄末 白面二两

上再研匀，水丸梧桐子大。每服时，先煎浆水令沸，下药二十四粒，煮三十沸，捞入冷浆水，沉水冷，一时下一丸。二十四时也，加至微利为度，用浸药水下。

术附汤 治寒厥心暴痛，脉微气弱。

附子一两，炮去皮脐 白术四两 甘草二两，炙

姜、枣煎服。

术香散 治心脾卒痛不忍。

木香 蓬术各一两 干漆一钱炒烟尽

醋汤下一钱。

燥饭丸 治饮水吞酸作痛。墙上蚬壳丸。

秘丹 治心痛久则成郁，郁久必生火。

川芎 栀子炒 苍术 香附 石碱 干姜炒

反治之法。

有人饱过患此，以火毒治，遂以黄连六钱、甘草一两，一服而安矣。

有心痛十八年，因酒、牛乳，痛时以一物拄之，脉三至，弦弱而涩，吞酸，七月内以二陈汤、术、苓、连、桃、郁李仁、泽泻。

秘丹 治死血留于胃口作痛。承气汤、栀子、韭汁、桔梗能开血气、麻黄重者，须此发之。

虫痛方 治面上白斑，唇红，能食者是。苦楝根、锡灰。

胃脘当心痛，有垢积者，斑猫、乌梅肉。丸如绿豆大，泔下一丸。皂树上蕈，泡汤，有肥珠起，饮之，微泄见效。未已又服，无不验。

草豆蔻丸 治脾胃伤损客寒，一切虚证，心腹大痛。

理中建中汤 治寒腹痛。

调胃承气加木香槟榔汤 治热腹痛。

大承气加方 治有人雨后得凉，腹痛甚。问之，于夏月投渊取鱼，脉沉弦而细实，重按则如循刀上。本方加桂二帖，又加桂、桃仁二帖，又加附二帖，下黑血。

二陈芎苍丸 治清痰腹痛，脉滑者是。

二陈汤 台芎 苍术 香附 白芷 姜汁

二十三、腰痛附腰胯肿痛、腰软

【脉】 尺脉粗常热，谓之热中。腰胯痛，脉大者，肾虚；脉涩者，痰[1]血。

【因】 肾虚而致。有湿热，有瘀血，有外感。

肾虚，皆起于内。盖失志伤肾，郁怒伤肝，忧思伤脾，皆致腰痛。故使气结不行，血停不禁[2]，遂成虚损，血气去之。又有房劳过者多矣。

湿热，亦因肾虚而生焉。肾者，水也。气不利而成湿热者，因肾水涸，相火炽，无所荣制，故湿热相搏而成痛。亦有虚劳，外感湿气，内热不行而成党锢。

瘀血，因用力过多，堕坠折纳，瘀血不行。

外感，因虚袭之。

外有肾风、肾热、肾疟、厥阴疟，皆腰痛。

【证】 失志者虚，云不足。面黑，远行久立不能住[3]，郁怒者，腹急胁胀，目视

① 痰：《丹溪手镜》作“瘀”，义胜。

② 禁：《丹溪手镜》作“散”，义胜。

③ 住：《丹溪手镜》作“任”，义胜。

㡆㡆，所祈不能，意浮于外。忧思者，肌肉濡渍，痹而不仁，饮食不化，肠胃胀满，房劳者，精血不足，无所荣养。经曰：转摇不得，肾将惫矣，名骨痿。

湿热者，四肢缓，足寒逆，腰冷如冰，冷汗，精滑，扇痛。外感，如太阳腰痛引项，尻重；阳明腰痛，不可以顾，善悲；少阳如刺其皮，不可俯仰；太阴烦热，如有横木居中，遗溺；少阴引脊内；厥阴如张弓弦。大抵太阳、少阴多中寒，阳明、太阴多燥湿，少阳、厥阴多风热。

【治】 羌活汤 治腰痛。

羌活　独活　柴胡　防风　肉桂　当归

如卧寒湿地，足太阳、少阴血络中有凝血，加归尾、苍术、桃仁、防己。如湿热痛，加黄柏、苍术、杜仲、川芎。如虚，加杜仲、五味、柏、归、知母、龟板。如坠扑瘀血，加桃仁、麝香、苏木、水蛭。

肾气丸、茴香丸、鹿茸丸，此三方补阳

之不足也，劳伤、房室之人有之。

六味地黄丸、封髓丹，此二方补阴之不足也，膏粱之人有之。

煨肾丸　治腰痛虚。

杜仲炒去丝，三钱

上一味，末之。以猪肾一枚，薄批五七片，以盐椒淹去腥水，糁药在内，包在荷叶，用湿纸数重煨熟，酒下。

立效散　玄胡索　当归　肉桂等分

为末，酒下。

挫气丹　治挫气腰痛。

山楂子四两，去核　北茴香炒，一两

为末，酒下。

腰胯重痛

【因】　风、寒、湿流注经络，结凝骨节，气血不和而痛。痰积趁逐经络，流注搏于血内，亦然。

【治】　宜流湿，散风寒，逐痰积，气血自然湍流也。

除湿丹　槟榔　甘遂　赤芍药　威

灵仙　泽泻　葶苈各二两　乳香研　没药各一两　大戟炒，三钱　陈皮四两

面糊丸，加牵牛末丸。

禹功散　治同。

腰软

【因】　肾肝伏热。

【治】　宜黄柏、防己。

论余　解㑊证，少气不欲言，寒不寒，热不热，壮不壮，停不停，乃精气虚而肾邪实矣。治以泽、茯疏肾实，地黄、牛膝、麦门冬补精气。

二十四、肩　背　痛附腰髀痛

【脉】　洪大，洪为热，大为风，脉促上击者，肩背痛。脉沉而滑者，背膂痛。

【因】　风热[①]乘肺手太阴经，脉气郁甚不行也。

【证】　病则颊颔肿，颈、肩、臑、肘、臂外后臁痛。汗出小便数而欠者，皆风热

① 热：原误作湿，据《丹溪手镜》及上下文义改。

乘肺也;小便遗溺者,皆肺金虚也。

【治】 宜通经益元气,散风泻火之药。

通气散 治风热乘肺,肩背痛。

防风 藁本 独活 羌活以上通经血 黄芩 黄连以上降火 人参 黄芪上二味,虚则加之

腰髀痛

【因】 小肠经气,小肠心痛及腑。外有肺风、肺寒、骨虚而致。

二十五、胁 痛附身体痛

【脉】 双弦,是两手俱弦也。

【因】 肝木气实火盛,或因怒气大逆,肝气郁甚,谋虑不决,风中于肝。皆使木气大实生火,火盛则肝急,瘀血、恶血停留于肝,归于胁下而痛。病则自汗,痛甚,按之益甚。

【证】 痰积流注厥阴,亦使胁下痛。病则咳嗽。

外有肝中风，左胁偏痛；肝中寒，胁下挛急；饮水胁下鸣相逐，皆致胁痛，须详之。

辨非　血枯证。胸胁支满，络气不行，妨于食，肝脾伤，病至先闻腥臊臭，出清液，肺叶伤也。四肢清，目眩，复后血，此年少脱血，或醉行房，肝伤气竭致之故也。

【证治】　木火盛，宜以辛散之，以苦泻之，当归龙荟丸、泻青丸主之。死血，宜以破血为主，润血为佐，复元活血、当归导痰等主之。痰积，宜以去痰行气，二陈汤加南星、青皮、香附、青黛等主之。

龙荟丸　治食积发热，木盛胁痛。

柴胡　甘草　青皮　黄连　大黄　当归　木香　草龙胆　芦荟　川芎

治水气实加之。

治血汤　治死血。

左金丸　治肝火。

黄连六两　茱萸一两

导痰汤 治痰注。诸痰皆生于热。

台芎二两 香附八两 陈皮 苏叶 干姜一两

贴痛 芥菜子研，水傅；茱萸醋研，傅上大效。

熨痛 醋炒灰热，布裹熨之，葱艾炒亦可；韭汁亦可。

身体痛

【脉证】 伤寒，太阳经表证，六脉俱紧；阴毒伤寒，身如被打，脉沉紧；伤寒，发汗后，身体痛，气血未和，脉弦迟。伤湿，湿流关节，一身尽痛；风湿相搏，肢体重痛，不可转侧，脉缓。虚劳之人，气血虚损，脉弦小。

二十六、逆 痰 嗽

【脉】 出鱼际，逆气喘息。脉弦为咳。咳而浮者，四十日已；咳而弦者，相其人强，吐之而愈；咳而脉虚，必苦冒；咳而沉者，不可发汗。喘咳上气，脉数有热，不得卧者死；上气，面浮肿，肩息，其脉浮大者死；久咳数岁，脉弱者生，实大者死；上气，喘息低昂，脉滑，手足温者生，脉涩四肢寒者死；咳，脱形发热，小坚急者死；肌瘦下脱，热不去者死；咳嗽脉沉紧者死，浮直者生，浮软者生，小沉伏者死；咳而呕，腹胀且泄，脉弦急欲绝者死；咳嗽羸瘦，脉形坚大者死；暴咳脉散者死，浮为风，紧为寒，数为热，细为湿，此生于外邪之所搏；浮紧则虚寒，沉数则实热，弦涩则少血，洪滑则多痰，此生于内气之所郁。

【因证】 因风、寒、火附腹满、劳、痰。

风寒为病主乎肺，以肺主皮毛而司于外。伤之，腠理不疏，风寒内郁于肺，清肃之气不利而生痰动嗽。又寒饮食入胃，从脾脉上至于肺则肺寒，肺寒则内外合邪，因之而咳。火之嗽，病因火盛生痰、铄肺金也，遂成郁遏胀满。甚则干嗽无痰，或唾血痰。劳而咳嗽，皆好色肾虚，则子能令母虚，气血俱虚，阴虚则生火，肺金耗败，而津液、气血皆化为痰矣。痰者碍清气升降，滞气而不行，遂成诸咳嗽之证。

论咳逆痰嗽分为二　咳者，谓无痰而有声。肺气伤而不清，而上逆，皆关于肺也。嗽者，谓有痰而无声。脾湿动而为痰，而成嗽，皆积于脾也。盖因伤于肺气，动于脾湿，咳而为嗽也。若脾无留湿，虽伤肺气而不为痰也。然寒、暑、燥、湿、风、火皆令人咳。唯湿痰，饮食入胃留之而不行，上入于肺，则为咳嗽也。假令湿在心经，谓之热痰；湿在肝经，谓之风痰；湿在肺经，谓之气痰；湿在肾经，谓之寒痰。

《三因》论　咳者，卫气之失；嗽者，营血之失。外伤六气，随风、寒、暑、湿、燥、火感其部位，而察其元以表之。内伤七情，皆聚于胃而关于肺，多痰嗽也。卫气之失，则多痰逆；营气之失，则多痰嗽也。

张论　以贫富言之。贫者，谓之咳嗽，外感之由也。《内经》曰：秋伤乎湿，冬必咳嗽是也。又曰：岁火太过，肺金受病，民病咳嗽是也。富贵者，谓之涎嗽，多饮食厚味，热痰所成也。

李论　皆脾弱受病，肺金受邪，饮食不化精微，留积而成痰，肺气不利，而痰冲清道而成咳。

刘论　皆脾湿入于肺而成痰，伤风而成咳。

痰嗽潮热四证　有痰嗽者，潮热大体虽同，动作有异。或因虚中寒冷，则先痰嗽，嗽久而不已，血形如线，随痰而出，恶寒发热，右寸浮而数；外证，日轻夜重，面白痰清。

因忧愁大怒，则吐血而后痰嗽，少寒多热，左寸沉小而数；外证，心下噎塞，情思不乐，饮食不下。

或蛊注相传，死魂相逐，则先呕血，不知来处，微有痰嗽，渐成寒热，两手脉弦细而数，外证，饮食不为肌肤，颊红变动不常，身体酸痛倦，及嗽损咽痛痰多，或喘或泻则死。

先因伤湿、伤寒解利不尽;虽病退人起,饮食减少,不生肌肉,身倦无力,劳力则热,身体酸痛,状如劳伏,但不吐血,不发潮热,经二三年医无验。此是余毒伏在经络,其脉弦也,再发则愈。

《三因》论状 伤风咳者,憎寒壮热,自汗恶风,口干烦躁,伤寒咳者,憎寒发热,无汗恶寒,不干烦躁,伤暑咳者,烦热引饮,口燥,或吐沫,声嘶咯血。伤湿咳者,骨节烦痛,四肢重著,洒洒淅淅,喜伤心,咳而喉中介介如肿状。甚则咽肿喉痹,自汗咽干,咯血。此劳伤心,小肠受之,咳与气俱失。怒伤肝,咳而两胁下痛,不可转侧,则两胠下满,左胁偏疼引少腹。此怒伤肝,胆受之,咳呕胆汁。思伤脾,咳而右胁下痛,隐隐引肩背。甚则不可动,腹胀心痛,不欲食。此饥饱之伤,胃受之,咳而呕,呕则长虫出。忧伤肺,咳而喘息有声。甚则吐血,吐白沫涎,口燥声嘶。

叫呼伤肺，大肠受之，咳而遗矢。恐伤肾，咳而腰背相引痛。甚则嗔，咳涎，寒热，引腰背，或喘满。房劳伤肾，膀胱受之，咳而遗溺。久咳不已，三焦受之，咳而腹满不饮食。

咳、嗽、喘、逆气、短气分别不同。

咳者，无痰有声，喉中如痒，习习如梗，甚者续续不止，连连不已，冲膈击胸。外有心咳、一切血证、肺咳上逆。

嗽者，有痰。外有劳瘵喘促嗽血、肺痿、肺痈。

喘者，促促而气急，喝喝而息数，张口抬肩，摇身擴肚。外有脚气。

逆气者，但脚气上而奔急。外有肺中风、肺中暑、肺热、肺寒、肺水、肺痹、肝热胆寒、心热肠痹、痰水。

短气者，呼吸难，数则不能相续，似喘而不摇肩，似呻吟而无痛。外有脾中风、脾中寒、肺热、肾虚、历节风、忧气、胸痞、痰饮。

【治】 咳，咳谓无痰而有声。《素问》云，咳乃皮毛先受邪气以从其合，其寒饮食入胃，从脾脉上至肺，肺寒则内外合邪，因有咳证。

肺咳，麻黄汤；大肠遗矢，赤石脂禹余粮汤、桃仁汤。

脾咳，升麻汤；胃吐虫出，乌梅汤。

心咳，桂枝汤；小肠气失，芍药甘草汤。

肝咳，小柴胡汤；胆呕苦汁，黄芩半夏汤。

肾虚，麻黄细辛附子汤；膀胱遗溺，茯苓甘草汤。

久咳不已，三焦受之。其状，咳，腹满不欲饮食。此皆聚于胃，关于肺，令人多涕唾而面浮肿气逆也。异功白术散。

逆，逆谓气上逆肺，壅而不下。上气逆者，皂荚丸；火逆上气，麦门冬汤；上气脉浮者，麻黄厚朴汤；上气脉沉者，泽漆汤。泽漆五、桑白皮六、射干泔浸、黄芩、白术、茯苓四、竹茹，治气上逆，为热所作。

治法 无痰而有声者，以辛润其肺，青皮以散三焦之气壅。有痰而嗽者，治痰为先，下气为上。痰而能食者，下之。不能食者，厚朴汤治之。痰而热者，柴胡汤加石膏主之；痰而寒者，小青龙加桃仁主之。

张之治痰 以通圣散加半夏。暑嗽以白虎、凉膈；火嗽以黄连解毒；湿嗽以五苓、白术；燥嗽以木香葶苈散；寒嗽以宁神宁肺散，为上也。更分以吐、汗、下为佳。

方 南星、半夏、枳壳、陈皮。风痰脉弦，加通圣；热痰脉滑，小柴胡，洪加青黛、连；气痰脉涩，加青、陈皮；湿痰脉缓，加术、防己；寒痰脉沉，加桂、杏、小青龙；发热加芩、桔；痞加枳实，重加茯苓；气上逆加葶苈；气促加参、桔；浮肿加郁李仁、杏仁、泽泻、茯苓；上热喘涌，加寒水石、石膏；大便秘加大黄；能食加大承气；不能食加朴。

利膈丸 治胸中不利，痰嗽喘促。

木香　槟榔一钱半　枳实炒，一两　朴三两　大黄酒制，一两　人参　当归各三钱

紫苏饮子　治脾肺受寒，痰涎嗽。

紫苏子　桑白皮　青皮　陈皮　杏仁　麻黄　炙甘草　五味子　半夏　人参

千缗汤　治痰妙。

半夏一两，生　大皂角半两，去皮子　雄黄加之大治痰

上同入绢袋中，水三升，姜八片，煎至半，以手操洗之，取清汁服。

大热大饮凝于胸中而成湿，故痰作矣。宜吐之。

二陈汤加麻黄杏仁汤　治风寒。行痰开腠理。本方加麻黄、杏仁、桔梗。

降火导痰汤　治火。

黄芩　黄连　瓜蒌　海石

劳嗽丹　四物　竹沥　姜汁

敛肺丹　治肺胀及火郁。

诃子　杏仁　青黛　瓜蒌　半夏

香附

积痰方 南星 半夏 青黛 瓜蒌 石碱

如肝痛，疏肝气，加青皮；上半日咳，多属胃火，加贝母、石膏；下半日嗽，多属阴虚，加知母、柏、川芎、归；虚甚好色者，加参、膏、青陈皮、姜。

酒病嗽 白矾一两，另研 杏仁一升

上水一升，煎干，摊新瓦上，露一宿，砂锅内炒干。每夜饭后，细嚼杏仁十五个。

劫嗽方 五味半两 甘草二钱 五倍子 风化硝各一钱

为末，干噙化。

鹅管法 治风入肺管。

南星 雄黄 款冬花 鹅石

上为末，入艾中，放姜片上，置舌上灸，吸烟入喉，以多为妙。

痰方 若或痰白作泡，当于肺中泻水。

滑石　川贝母　半夏　风化硝　白芥子　陈皮　茯苓　皂角风加　苍术湿加　瓜蒌润加　枳实结加　青黛　黄芩热加

青礞石丸　化痰。

麝香丸　治痰。

劳嗽方　四君子　百合　款冬花　细辛　肉桂　五味子　阿胶　半夏　天门冬　杏子　白芍　甘草

煎食。

《三因》论　因怒而伤者，甘草；忧而伤者，枳壳；喜而伤者，五味子；悲而伤者，人参。

二十七、喘附哮

【脉证】　实喘，气实肺盛，呼吸不利，肺窍壅滞，右寸脉沉实者是，宜泻肺。

虚喘，由肾虚，呼吸气短，两胁胀满，左尺脉大而虚者是，宜补肾。

邪喘，由肺感寒邪，伏于肺经，关窍不通，呼吸不利，右寸脉沉而紧，亦有六部俱伏者。宜发散,则身热而喘定。

《三因》状虚实 肺实者,肺必胀,上气喘逆,咽中塞如呕状,自汗。肺虚者,必咽干无津,少气不足以息也。

【因】 气虚入于肺;阴虚火起冲上;有痰;有水气乘肺。

【治】 喘年深,时作时止。雄猪肚一个,治如食法,入杏仁四五两,线缝,醋三碗,煮干取出,先食肚,次以杏仁新瓦焙,捻去皮,旋食,永不发。

气虚方 治气虚。

人参 黄柏蜜炙 麦冬 地骨皮

血虚方 治阴虚有痰。

四物 黄连 枳壳 半夏

导痰千缗汤

半夏 南星 陈皮 茯苓 皂角 枳实

劫药方 治喘不止;甚,不可用苦寒药,可温劫之。

椒目二钱,为末,姜汤下。莱菔子蒸、

皂角烧存性。姜汁丸，噙。大黄煨、牵牛各二两，炒，各为末，蜜水下二钱，治热痰暴喘欲死。

泻白散 治阴气在下，阳气在上，咳喘呕逆。

桑白皮一两 青皮 五味 甘草 茯苓 人参 杏仁 半夏 桔梗上二味，痰涎呕逆加之 地骨皮七钱

姜煎。

神秘汤 治水气逆行乘肺，肺得水而浮，使气不通流，脉沉大。此人不得卧，卧则喘者是。

紫苏 陈皮 桑白皮 生姜 人参各五钱 木香 茯苓二钱

哮

【因】 哮喘主于内，痰宜吐之。

【治】 哮积丹 鸡子略敲不损膜，浸尿缸内四五日夜，吃之有效。盖鸡子能去风痰。萝卜子丸，姜汤送下妙。

脉因证治卷三

二十八、宿食留饮附痰饮

【脉】 寸口脉浮大，按之反涩，尺中亦微而涩，故有食痰。寸口脉紧如转索，左右无常者，有宿食。脉滑而数者，实也，有宿食，当下之。脉浮而滑者，宿食；下利不欲食者，宿食。脉沉，病若伤寒者，宿食、留饮，宜下之。脉短疾而滑者，酒病。脉浮细而滑者，伤饮。

【因】 饮食自倍，肠胃乃伤。复加之，则胃化迟难，故宿食、留饮。饮，水也，无形之气也。因而大饮则气逆，形寒饮冷则伤肺。病则为咳满水泄，重而为蓄积。食者，物也，有形之血也。因而食饱，筋脉横解，肠澼为重，或呕或吐或下利。

【证治】《千金》云，胃中有癖，食冷

物则痛不能食，有热物则欲食。大腹有宿食，即寒凛发热如疟状。小腹有宿食，当暮发热，明旦复止。

《三因》云：有饮在中脘则嘈，有宿食则吞酸。

李论 戊己火衰，不能制物，食则不消，伤其太阴，填塞闷乱，兀兀欲吐。甚则心胃大痛，犯其血也。治宜分寒热轻重。如初得上部有脉，下部无脉，其人当吐，不吐即死，宜瓜蒂散。轻则内消，缩砂、炒曲等是也。重则除下，承气汤是也。寒则温之，半夏、干姜、三棱、莪术是也，热则寒之，大黄、黄连、枳实、麦芽是也。饮则下行，或大饮而气逆，或寒冷而伤肺。病则喘咳痰涎、水肿。轻则宜取汗、利小便，使上下分消其湿，解醒汤、五苓散、半夏、术、枳壳之类是也。重则为蓄积、为满者，三花、神佑是也。

张论 饮食不消，分贫富而治之。富者，乃膏粱太过，以致中脘停留，胀闭痞膈，醋心，宜木香导饮丸主之。贫者，乃动作过劳，饮食粗，酒食伤之，以致身腹满闷，时吐酸水，宜进食丸主之。

又有重者，病证同太阴伤寒，止脉沉，可与导饮丸治之。

又论，留饮，蓄水而已，虽有四、有五之说，止一证也。夫郁愤而不伸，则肝气乘脾之气而不流，亦为留饮。肝主虑，久不决，则气不行。脾主思，久则脾结，亦为留饮。因饮水，脾胃久衰，不能布散，亦为留饮。饮酒过多，胞经不及渗泄，亦为留饮。渴饮冷水，乘快过多，逸而不动，亦为留饮。夫水者，阴物也。但积水则生湿，停酒则满，燥久而成痰，左胁同肥气，右胁同息贲，上入肺则嗽，下入大肠则泻，入肾则涌，在太阳为支饮，皆内气逆得之。故湿在上者，目黄面浮；在下者，股膝肿满；在中者，支饮痞膈痰逆；在阳不去，久而滞气；在阴不去，久而成形。宜治以导水、禹功，调以五苓、葶苈、椒目，逐水为全矣。

有伤西瓜、冷水、羊乳寒湿之物，宜白术二钱、川乌五分、防风一钱、丁香一枚、甘草炙，一钱。

伤羊肉面湿热之物，宜白术、黄芩、黄连各七钱、大黄二钱、甘草炙，五分。如心下痞，枳实；腹痛，白芍药一钱；腹胀，厚朴；胸中不利，枳壳；胸中寒，陈皮；渴者，白茯苓；腹中窄，苍术；体肢沉重，苍术。大抵伤冷物，以巴豆为君；伤热物，以大黄为君。

槟榔丸　治伤之轻者，饮食不化，心腹鼓胀。出刘。

槟榔二钱　陈皮八钱　牵牛头末四钱

醋糊丸，梧子大。姜汤送下二十丸。

雄黄丸　治伤之重，胁肋虚胀者。

雄黄一两，另研　巴豆五钱。生用，去油

丸服。法同心痛。

瓜蒂散　主吐。心腹卒痛闷乱，急以治之。

瓜蒂　赤小豆各三钱细末之。每服一钱，温酒下。

枳实丸 治伤食。

枳实半两 白术一两 曲丸。木香、槟榔、青皮，此三味气滞加之；大黄、黄芩、黄连，此三味，湿热加之；萝卜子、黄连、泽泻，伏湿痞闷加之；栀子，病后食伤加之；半夏、豆粉，湿面油腻加之；草豆蔻、棱、莪，伤冷硬加之；干姜，伤水加之；缩砂、丁香，心胃痛加之；人参，伤胃加之。

解醒汤 治伤酒。

白豆蔻 砂仁 生姜 葛花各半两 白茯苓 猪苓去皮 陈皮去白 人参 白术各一两半 青皮三钱 神曲炒 泽泻各二钱五分 木香五分

上为末，白汤送下。

秘方 治胃中有物，恶食。

二陈汤，加白术、山楂、川芎、苍术、神曲炒。

神佑丸 治留饮、悬饮，脉弦。又治脉伏，其人欲自利，难利，心下续坚满。此为留饮欲去故也。

茯苓桂术汤　治心下有痰饮，胸胁支满，目眩。

茯苓　官桂　白术　甘草

大青龙汤　治溢饮体痛，当发其汗。

麻黄七钱　官桂　甘草各二钱五分　石膏鸡子大　杏仁　半夏湿加

泽泻汤　治心下有支饮，其人苦冒眩。支饮不得息，加葶苈、枣。

朴黄汤　治支饮胸痛。

大黄　厚朴各等分。

二陈汤、小半夏汤　治呕家本渴，今反不渴，心下有支饮故也。治先渴却呕，水停心下，此属饮，加茯苓。

五苓散　治瘦人，脐下有悸者，吐涎沫而颠眩，水也。亦治停痰宿水。

破饮丸　治五饮结为痈瘕，支饮胸满吐逆，心内隐痛。大能散气。

荜拨　胡椒　丁香　缩砂　青皮　乌梅　木香　蝎梢　巴豆去油

以青皮同巴豆，浸浆水一宿，漉出，同

炒，青皮焦，去豆。将浸水淹乌梅肉，炊一熟饭，研细为膏。姜汤送下五七丸。

控涎丹 治患胸背、手足、颈项、腰胯隐痛不忍，连筋骨牵灼痛，坐卧不安，时走易。

甘遂 大戟红牙 白芥子真

上粉丸，梧子大，白汤送下。

痰饮证状 或咳或喘，或呕或泄，眩晕嘈烦，忪悸惯懂，寒热疼痛，肿满挛癖，癃闭痞膈，如风如癫。悬饮者，水饮在胁下，咳唾引痛。溢饮者，饮水流于四肢，当汗不汗，身体疼痛重。支饮者，呕逆倚息，短气不得卧，其形如肿。痰饮者，其人素盛今瘦，肠间漉漉有声。留饮者，背寒如手大，或短气而渴，四肢历节疼痛，胁下痛引缺盆。伏饮者，膈满咳喘呕吐，发则寒热，腰背痛，目泪恶寒振振然。悬饮当下，溢饮当汗，支饮随证汗、下之，痰饮宜温之，从小便去之。

二十九、嗳气吞酸嘈杂附槩气

【因】 胃中有火，有痰。

《三因》论醋咽。夫中脘有饮则嘈，有宿食则酸。食后噫酸、吞酸者，皆食证俗名咽酸是也。

【治方】 食郁有痰，吞酸。

南星　半夏五钱　黄芩一两　陈皮

燥饮丸　治痰饮心痛。

干螺壳墙上者　苍术　神曲为丸。

曲术丸　治吞酸。中脘有饮则嘈，宿食则酸。

缩砂　陈皮　苍术　神曲炒

曲丸，姜汤送下。

又方　治酸，皆湿热郁。

黄连　姜汁　炒苍术　茯苓

汤浸，饼丸。

吐清水　苍术陈壁土炒　茯苓一钱　滑石煨　术一钱五分　陈皮五分

水煎。

论槃气

证 夫槃饪之邪从口入者，宿食也。其病烦痛，畏风憎寒，心腹胀满，下利不欲食，吞酸嘻宿腐气。或腹胀泻泄，及四肢浮肿。若胃实热，食反留滞，其脉滑而数，宜下之愈。

若脾虚，其脉浮大，按之反涩，尺中亦微涩，宜温消之。

木香丸 木香 硇砂 蓬术 胡椒 半夏 干漆炒令烟尽，各五钱 桂心 缩砂 青皮各三钱 附子炮，去皮脐 三棱醋炙 干姜各一两

上末，蜜丸，梧子大。每服五十丸，姜汤下。

感应丸 肉豆蔻 川芎 百草霜各二两 木香一两五钱 荜澄茄 丁香 三棱各一两 巴豆百粒，去皮 蜡四两 杏仁百粒，去皮

上除巴豆外，为末。以下别研。巴豆、杏仁和匀。先将油煎蜡溶化，倾出药末，内和成剂，入臼内杵千余下，丸绿豆

大。每服三五丸白汤下。

又外有醋咽、槃气、思膈皆同。

三十、积　聚附痃块

【脉】 来细而附骨乃积。寸口，积在胸；关上，积在脐旁；尺中，积在气冲。左积左，右积右，脉两出，积在中央。浮而毛，按之辟易，胁下气逆，背相引痛，名肺积。

沉而芤，上下无常处，胸满悸，腹中热，名心积。

弦而细，两胁下痛，邪走心下，足肿寒，名肝积。

沉而急，若脊与腰相引痛，饥见饱减，名肾积。

浮大而长，饥减饱见，腹满泄呕，胫肿，名脾积。

寸口沉而结，快而紧，积聚有系痛。脉弦细微者，为癥，横胁下及腹中有横积。脉弦，腹中急痛为瘕。脉细而沉时直者，身有痈肿，若腹中有伏梁。脉沉小而实者，胃有积聚，不下食，食则吐。脉沉而紧者，若心下有寒，时痛，有积聚。关上脉大而尺寸细者，必心腹冷积：迟而滑，中寒有癥。脉弦而伏，腹中有癥，不可转也，死。脉紧，强急者生，虚弱者死，沉者死。

【因】 胫寒厥气则血脉凝涩，寒气上入肠胃，所以腹胀。腹胀则肠外之汁沫，迫聚不得散，日以成积。

又盛食多饮，起居过度，肠胃之络伤，则血溢于肠外，肠外有寒汁沫，与血相搏，则气聚而成积。

又外中于寒，内伤于忧怒，气则上逆，上逆则六腧不通，湿气不行，凝血蕴裹，津液凝涩，渗着不去而成积。

又生于阴。盖忧思伤心，重寒伤肺，忿怒伤肝，醉以入房，汗出当风伤脾，用力过度入房，汗出入浴伤肾，皆脏气不平，凝血不散，汁沫相搏，蕴结而成积矣。

又有食积、酒肉积、水积、涎积、血积、

气积，皆因偏爱，停留不散，日久成积块。在中为痰饮，在右为食积，在左为血积。

【证】 盖积、聚之源则一。其在脏者，始终不移为积；其在腑者，发痛转移，随气结束为聚。积者，系于脏；聚者，系于腑。癥者，系于气；瘕者，系于血。

肝之积名肥气。在左胁下如复盆，发咳逆痎疟。连岁不已，其中有血，肝主血故也。

心之积名伏梁。起脐下，大如臂，上至心下，令人烦心，有大脓血，在于膈胃之外。

肺之积名息贲。在右胁下，大如杯，洒淅寒热，喘咳肺壅。贲者，贲门也。积在肺下有贲门。

脾之积名痞气。在胃脘，大如盘，四肢不收，黄疸，饮食不为肌。痞者，湿也。食冷，其人伤气，为湿所蓄。

肾之积名奔豚。发于小腹，上至心下，若豚状。上下喘逆，骨痿。

病在六腑。太阳利清气，阳明泄浊气，少阳化精气，失常则壅聚不通。故实而不转，虚则输，属阳无形，随气往来，在上则格，在下则胀，旁攻两胁，如有泥块，易于转变，故名曰聚。

又有息积者，乃气息癖滞于胁下，不在脏腑营卫之间，积久形成。气不干胃，故不妨食，病者胁下满，气逆息难，频哕不已，名曰息积。

【治法】 寒者热之，结者散之，客者除之，留者行之，坚者削之；消者摩之，咸以软之，苦以泻之；全真气以补之，随其所利而行之；酒肉食等积，以所恶者攻之，以所喜者诱之。

五积丸 治积块。

黄连肝肾五钱，心肺一两半，脾七钱 厚朴肝心脾五钱，肺胃八钱 巴豆霜五分 川乌肝肺一钱，肾脾五钱 干姜心肝五分，肾一钱五分 茯苓一钱五分 人参肝肺肾二钱，心五钱

另研巴豆，旋入和匀，炼蜜丸，梧子

大。微溏为度。

肝积，加柴胡二两、皂角二钱五分、川椒四钱、昆布二钱、莪术三钱五分。

心积，加茯苓三钱、肉桂一钱、茯神一钱、丹参一钱、菖蒲五钱。

肺积，加桔梗一钱、紫菀一钱五分、天门冬一钱、三棱一钱、青皮一钱、陈皮一钱、川椒一钱五分、白豆蔻一钱。

肾积，加玄胡三钱、苦楝肉三钱、全蝎一钱、附子一钱、泽泻二钱、独活三钱、肉桂三钱、菖蒲二钱、丁香五钱。

脾积，加吴萸二钱、泽泻一钱，茵陈二钱、缩砂二钱、川椒五钱。

秋冬，加制朴一倍，减芩、连服。人觉热，加连；觉闷乱，加桂；气短，减朴。又有虚人，不可直攻，以蜡匮其药，又且久留磨积。

肉积，硇砂、水银、阿魏；酒积，神曲、麦芽；血积，虻虫、水蛭、桃仁、大黄；气积，槟榔、木香；水积，甘遂、牵牛、芫花；涎积，雄黄、腻粉；食积，礞石、巴豆；癖积，三棱、莪术；鱼鲜积，陈皮、紫苏、草果、丁香、桂心；寒冷成积，附、朴、硫黄。

化气汤 治息积癖于腹胁之下，胀满瘀痛，呕吐酸水。

缩砂 肉桂 木香各一钱 甘草炙 茴香炒 丁香 青皮炒 陈皮 生姜炮各五钱 沉香 胡椒各一钱

上为末，姜、紫苏汤、盐、酒调二钱一分。

散聚汤 治久气六聚，状如癥瘕，随气上下，发作有时，心腹绞痛，攻刺胁腰，喘咳满闷䐜胀。

半夏 槟榔 当归各三钱 陈皮 杏仁 肉桂各二钱 茯苓 甘草 炮附 川芎 枳壳 吴萸 厚朴制，各一钱 大黄大便秘加之

三圣膏 贴块。

石灰末化者半斤，瓦器炒，令淡红出，候热稍减，研之 大黄一两，末之，就炉微炒，候凉入桂 桂心半

两，末，略炒，醋熬成膏，厚摊，贴患处

又方 大黄 朴硝各一两，末。大蒜捣膏，贴之亦佳。

张法 无忧散 治诸积不化。桂苓白术散调之。

茶调散 治沉积水气。木香槟榔丸调之。

千金硝石丸 止可磨块，不令困人，须量虚实。

硝石六两 大黄半斤 甘草 人参各三两

上为末，以三年苦酒即好醋也。三升，置筒中，以竹片作三片刻，先纳大黄搅，使微沸尽一刻，乃下余药。又尽一刻，微火熬膏。丸梧子大，每服三十丸。

消块丸 此必审确可用。

三棱 莪术削尖 青皮 陈皮破气 香附调气 桃仁 红花治血 灵脂破血 甘草 牛膝死血用 石碱破痰块 二陈汤皮里膜外多痰加之 山楂食块加之 连 吴茱萸炒，一

钱五分　益智炒，一钱五分　葵根　白术等分

碱石汤下。

茶癖散　石膏　黄芩　升麻

砂糖调服。

治痰块　苦参　半夏　瓜蒂　姜

蜜丸。

破块验丸　吴茱萸　黄连　木香　槟榔　桃仁　郁李仁

又承气加连、芍、川芎。干葛汤下。

又瓜蒌、半夏、黄连、贝母丸，果效。

三十一、消　渴

【脉】　心脉滑为渴，滑者阳气胜。心脉微小为消瘅。脉软散者，气血虚。脉洪大者，阳余阴亏。寸口脉浮而迟，浮为虚，卫气亏；迟为劳，营气竭。趺阳脉浮而数，浮为风，数消谷。消瘅，脉实大，病久可治；悬小坚急，病久不可治。脉数大者生，实坚大者死。细浮短者死。

【因证】　膏梁甘肥之变，则阳脉盛

矣。阳脉太甚，则阴气不得营也。津液不足，结而不润，皆燥热为病也。

经云：二阳结谓之消。二阳者，阳明也。手阳明主津，病消则目黄口干，是津不足也。足阳明主血。热则消谷善饥，血中伏火，乃血不足也。此皆津血不足而热也。

夫因则火一也，病则有上、中、下三也。盖心火盛于上，为膈膜之消。病则舌上赤裂，大渴引饮。论云：心移热于肺，传为膈消是也，以白虎加参汤主之。

火盛于中，为肠胃之消。病则善食身瘦，自汗，大便硬，小便数。论云：瘅成为消中者是也。以调胃承气、三黄等治之。

火盛于下，为肾消。病则烦躁，小便浊，淋如膏油之状。论云：焦烦水易亏者是也。六味地黄丸主之。

【治法】 热淫所胜，治以甘苦，甘以泻之。热则伤气，气伤无润，则折热补气，非甘寒不治。

李以补肺、降火、生血为主。

秘丹 生血为主，总治三消。

黄连 花粉 人乳 地黄汁 藕汁

上蜜为膏，徐徐留舌上，以白汤下。

参膏汤 治膈消，上焦渴，不欲多饮。

人参五钱 石膏一两 知母六钱 甘草三钱五分

水煎。或方加寒水石妙。

顺气散 治消中，能食，小便赤。

川朴一两 大黄四两 枳壳二两 赤芍药一钱

茴香散 治肾消，小便如油。

茴香 苦楝炒 五味

上为末，酒下二钱，食前服。

珍珠丸 治白淫滑泄，思想无穷，所愿不得之证。

黄柏一斤，烧 真蛤粉一斤

水丸，空心酒下。柏降火，蛤咸补肾。

又方 芦根 瓜蒌根 麦门冬 知母 竹叶 牛乳

生津甘露饮 已下出李。

石膏 甘草滋水之源 黄连 山栀 黄柏 知母泻热补水 杏仁 麦冬 全蝎 连翘 白葵 白芷 归身 兰香和血润燥 升麻 柴胡行经 木香 藿香反佐取之 桔梗为末，舐之

酒煮黄连丸 治中暑热渴。

太阳渴，脉浮无汗，五苓、滑石类；阳明渴，脉长有汗，白虎、凉膈等；少阳渴，脉弦而呕，小柴胡加瓜蒌；太阴渴，脉细不欲饮，不思水；少阴渴，脉沉而自利者，猪苓、三黄汤；厥阴渴，脉微引水，少与之。

神芎丸 已下出张。

黄连入心 牵牛逐火 滑石入肾 大黄逐火 黄芩入肺 薄荷散热

三黄 治消渴。大黄，春秋二两，夏一两，冬五两；黄芩，春四两，秋夏六两，冬三两；黄连，春四两，秋夏七两，冬三两。桂苓甘露饮调之。白虎汤调之。

生藕节汁、淡竹沥汁、生地黄汁，相兼

服之、润之。

寒水石、甘草、蛤粉等分，浓煎麦门冬苗，下二钱。

神白散 治真阴虚损。

猪肚丸 治消中。

猪肚一个 黄连五钱 麦冬去心 知母 瓜蒌

上四件末，入肚缝之，蒸烂熟，于砂盆内杵而丸之，如坚，少加蜜，丸梧子大，每服五十丸。

葛根丸 治肾消。

葛根 瓜蒌各二两 铅丹二两 附子一两，炮

蜜丸，如梧子大，一日三服，春夏去附。

胡粉散 治大渴，又治肾消。

瓜蒌根二两五钱 胡粉五钱 铅丹五钱 泽泻 石膏 白石脂 赤石脂各五钱 甘草炙，三两五钱

上杵为末，任意服，痛者减服。

人参白术汤 人参 白术 当归 白芍 山栀 泽泻 大黄各五钱 连翘 瓜蒌根 茯苓各一两 肉桂 霍香 木香各一钱 寒水石二两 滑石 朴硝各半斤 甘草三两 石膏四两

姜煎，入蜜少许。

口燥、口干、口渴、咽干，须详之。

三十二、痞

【因】 误下阴虚。食积痰滞。湿土虚痞。

论曰：太阴湿土为积饮痞膈，乃土来心下痞满也。

【证治】 误下多则亡阴，胸中之气，因虚而下陷于心之分野。宜升胃气，以血药治之。亡阴谓脾胃水谷之阴亡也。

痰积痞膈，胸中窄塞，宜消导之，谓之实痞。

湿土虚痞有二。大便秘能食者，厚朴、枳实主之；大便利者，芍药、陈皮主之。

【治法】 以泻心汤。黄连为君，泻心下之土邪；厚朴降气。

《三因》论状 心下坚满，痞急痛如刺，不得俯仰，其胸前皮皆痛，短气，咳唾引痛，咽塞不利，习习如痒，喉中干燥，呕吐烦闷，自汗时出，痛引彻背。

外有心热而痞之，痞则满硬。结胸则痛，属胸痹。

大消痞丸 治湿土痞、虚气痞。

黄连炒 黄芩各三钱 姜黄一钱 白术 半夏各一两 甘草炙一钱 缩砂一钱 枳实炒 生姜各五钱 陈皮二钱 神曲一钱，炒 厚朴三钱 泽泻 猪苓各一钱五分

丸梧子大，白汤送下。木香，有忧气结中脘，心下痞满，肚皮底微痛加之，否则不用。

利膈丸 除痰利膈。

黄芩生炒各一两 黄连 南星 半夏各五钱 枳壳 陈皮各三钱 白术二钱 白矾五分 泽泻五钱 神曲五钱，炒

瓜蒌丸　治胸痞，或胁下逆抢心。

瓜蒌子　枳实　陈皮

取瓜蒌皮，穰末熬丸。胸痞切痛，加栀子烧存性、附子炮，各二两。

三十三、肿　　胀

【脉】 迟而滑者胀。盛而紧曰胀，阳中有阴也，故下之。趺阳紧而浮，紧为痛而坚满，浮为虚则肠鸣，弦而迟者，必心下坚。又肝木克脾，土郁结涎，闭于脏气，腑气不舒，胸则胀闭。脉浮而数，浮则虚，实则数。脉浮，风水、皮水皆浮。虚紧涩者胀。忧思连结，脾肺气凝，大肠与胃，不平而胀。脉，石水、黄汗皆沉。脉浮而滑，名风水。浮而迟，浮热迟湿，湿热相搏，石水必矣。弦而紧，弦则卫气不行，水走肠间。水满腹大如鼓，脉实者生，虚者死；洪大者生，微者死。腹胀便血，脉大时绝，极脉小疾者并死。中恶，腹大四肢满，脉大而缓者生，紧大而浮者死，紧细而微者亦生。

【因证】 盖肿胀之因,其始则一,其变则二,皆脾胃之土生焉。

水肿之因 盖脾虚不能制水,肾为胃关,不利则水渍妄行,渗透经络。其始起也,目窠上微肿,颈脉动、咳,阴股寒、足胫胀,腹乃大,其水已成矣。按其腹随手而起,如裹水之状。短气不得卧者,为心水;小腹急满,为小肠水;大便鸭溏,为肺水;乍虚乍实,为大肠水;两胁痛,为肝水;口苦咽干,为胆水;四肢重,为脾水;小便涩,为胃水;腰痛足冷,为肾水;腹急肢瘦,为膀胱水。然此十水,谓之正水,审脉证,分经络而治之。

风水,脉浮恶风,归肝;皮水,脉亦浮,不恶风,喘渴,按没指,归肺;石水,脉沉,不恶风归肾;黄汗,脉沉迟,发热而多寒,归脾。

【治法】 腰以上肿宜汗,腰以下肿宜利小便。主治,使补脾气,实则能健运,以参、术是也，佐以黄芩、麦冬制肝木。腹胀加厚朴，气不运加沉、木香，使以通利，是必痊矣，开鬼门、洁净府，正此谓也。外有湿肿，用加附子，脉沉细是也。又有肿痛，为中寒也，加炮附是也。

胀满皆脾土转输失职，胃虽受谷，不能运化精微，聚而不散，隧道壅塞，清浊相混，湿郁于热，热又生湿，遂成胀满。

又寒湿抑遏，遏于脾土之中，积而不散而胀。即经云脏寒生满病是也。

又五积痰饮聚而不散，或宿食不化，皆成胀满。

烦心短气，卧不安，为心胀；虚喘咳满，为肺胀；胁痛引小腹，为肝胀；善哕四肢脱，体重不胜衣，卧不安，为脾胀；引背央央然，腰髀痛，为肾胀；腹满胃脘痛，妨食闻焦臭，大便难，为胃胀；肠鸣痛，冬寒飧泄，为大肠胀；小腹䐜满引腰而痛，为小肠胀；小腹气满而气癃，为膀胱胀；气满于肤硁硁然，为三焦胀；胁痛胀，口苦，善太息，为胆胀。

寒气客于皮中，𪔳𪔳然不坚，腹身大，色不变，按不起，为肤胀；腹胀身皆大，色苍黄，腹筋起者，为鼓胀。

寒气客于肠外，与卫相搏，气不得营，因有所系，癖而内着，其大也如鸡子，至其成如怀胎，按之则坚，推之则移，月事不以时下，名肠覃；寒气结于子门，闭塞不通，恶血当泻而不泻，血留止，日以益大如胎，月事不时，此生于胞中，为石瘕。此二者，皆生于女子，可导而下。

【治】 虚则宜补脾以养肺，流湿以散气。

治以参、术，佐以平胃、茯[1]苓。热加芩、连，血虚四物，死血桃仁。

风寒外邪，自表入里，寒变为热而胃实满，宜大承气下之；积痰宿食，宜以消导，或大黄丸下之。经云：去菀陈莝是也。

前者之外，有胃寒肠热，腹胀而且泄。

---

① 茯：《丹溪手镜》作“五”。

胃寒则气收不行为胀，肠热则水谷不聚而泄。黄连、木香、大黄、厚朴、茯苓、青皮、茱萸。

又有胃热肠寒，故痛而且胀。胃热则善饥消谷，肠寒则血凝脉急，故痛而且胀。

又有颈肿、膺肿、胸胀，皆气不顺，有余于上。

又有身肿而冷，胸塞不能食，病在骨节，汗之安。

忌　面上黑点肺败，掌中无纹心败，脐突脾败，脚根肿肝败，腹满青筋肾败。营卫俱绝，浮肿者死；唇肿齿焦者死；卒痛，面苍黑者死；脐肿反出者死；阴囊、茎俱肿者死；脉绝口张，肿者死；足趺肿胜，如斗者死。

变水汤　治肿胀。

白术　茯苓　泽泻各二两　郁李仁二钱

煎入姜汁，调以芪、术，为建中之类。

楮实丸　治胀。

木香散　治肿。

木香　大戟　白牵牛各一两

上为末三钱，猪肾子一双，批作片子，糁末在内，煨熟，空心服。更涂甘遂末于肚①上，少饮甘草水。

十枣丸　治肿胀。

五皮散　治肿皮水。

大腹皮　桑白皮　茯苓皮　生姜皮　陈皮　木香

消肿丸　滑石　白术　木通　牵牛　茯苓　半夏　陈皮　木香　丁香　瞿麦

酒糊丸，麦门冬汤下。

中满分消丸　治热胀、鼓胀、气胀。

黄芩刮黄皮，一两　黄连炒，一两　姜黄　白术　人参　猪苓　甘草各一两　茯苓　缩砂　陈皮各三钱　枳实　半夏各五钱　厚朴一两。

广茂馈坚汤　治胀，有积块如石，上喘浮肿。

---

①肚：《丹溪手镜》作“脐”。

厚朴　草豆蔻　归尾　黄芩　益智各五钱　甘草　黄连　莪术　柴胡　神曲　泽泻各三钱　吴茱萸　青皮　陈皮各二钱　半夏七钱　桃仁　苏木　木香　红花各一钱

海金砂丸　治肿。

牵牛生炒各半两　甘遂半两　金砂三钱　白术一两

煎服。

木香塌气丸　治胀。

胡椒　草蔻面裹，煨　木香各三钱　蝎梢三钱五分，去毒。

大补中气　行湿散气汤

秘传十水丸　后用尊重丸退余水。

炒甜葶苈　泽泻　巴豆去壳，出油　醋煮大戟　芫花醋炒　甘遂醋炒　桑白皮　汉椒　茯苓　雄黄

每三钱，用水狗先左一边末入五更水下，以肉压之，免恶心。

车水葫芦丸　止用一扫光为贵。

木香　丁香各三钱　黑白丑各二钱　牵牛　枳壳　乌药　白芷　当归各一钱

茶丸。

尊重丸　治蛊胀。腹大水肿，气逆喘乏，小便涩，大便闭，虚危甚效。

沉香　丁香　人参　槟榔　木香　青陈皮　枳实　白牵牛　木通　车前　苦葶苈　赤茯苓各四钱　胡椒　海金砂　白豆蔻　蝎尾　滑石各二钱五分　萝卜子炒，六钱　白丁香一钱　郁李仁两半，去皮

姜汁糊丸，姜汤下。

气分与胸痹、中满皆相类。中满为气虚，胸痹为气实，气分挟痰饮。病为涎饮所隔。

营卫不利，腹满胁鸣相逐；气转膀胱，营卫俱劳；阳气不通则身冷，阴气不通则骨疼；阳前通则恶寒，阴前通则痹不仁；阴阳相得，其气乃行，大气一转，其气乃散；实则失气，虚则遗溺，名曰气分。寸口迟而涩，迟则气不足，涩则血不足，气寒涎

结，水饮所作。

妇人经水前断后病，名曰血分；先病水，后经断，名曰水分。

类别相似 湿肿类多，自正水之余，有风水、皮水、石水、黄汗等。入水门，如脾气横泄、脚气、皮满肤胀、肠覃、石瘕、气分、血分，皆相似也。

类分膜胀 有胃中风、脾中寒、中湿、心痹、肝虚、脾伤、脾热、饮聚、女疸。

小腹胀，有肾热、三焦虚寒、肠痈、女劳疸。面肿，肺中风、肾中风、胃寒、肺水。

有论附肿七证 有肺气隔于膜外，运行不得，遍身浮肿，脉浮，治宜调肺通气。

有男脏虚，女血虚，伤于冷毒之物成积，碍气道不通，腹急气喘，亦有四肢不肿，只肚鼓胀，脉弦，治宜化积。

有脾寒久年不愈，传为浮肿。且云内有伏热，因而泻利，及其热乘虚入脾，至胸腹急胀，脉数，治宜解热。

有脾主肌肉，肉如泥，按之不起，土湿

病也，脉沉，治宜燥脾。

有脾虚不能制肾水，脾湿如泥，脉沉迟，治宜缓脾元利水道。

有伤风湿而肿，或伤冷湿而肿，气血凝涩，脉浮缓，治宜发散风湿也。

有久病气虚面浮，手足虚，气妄行者。妇人产后，或经事后，有此一证，是气虚也，治在调气补血。

结阳者，肿四肢。夫热胜则肿，四肢为诸阳之本。阳结于内，不得行于阴，热邪则菀于四肢，大便闭涩，是热也，非水也。宜服犀角、玄参、连翘、升麻、麦门冬、木通、芒硝。

有胁支满，或腹满痛，或胸胀，亦有经气聚而不行，如胁支满，少阳经气不行也。余皆仿此。

有头肿、膺肿、胸胀，皆气不顺，有余于上。

有身肿而冷，胸塞不能食，病在骨节，汗之安。

三十四、呕　吐　哕

【脉】 形状如新卧起。脉弱而呕，小便复利，身有微热，见厥者死。趺阳脉浮，胃气虚，呕而不食，恐怖死，宽缓生。寒气在上，阴气在下，二气并争，但出不入。呕家有痈脓者，不可治，脓尽自愈。先呕却渴，此为欲解；先渴却呕，为水停心下，属饮。呕本渴，今反不渴，有支饮。呕多，虽有阳明证，不可下，盖邪气不在胃口，脉数反吐、汗，令阳微，膈气空虚，数为客热，不能消谷，胃中虚冷，故吐也。阳紧阴数，食已则吐；阳浮而数亦然，或浮大。皆阳偏盛，阴不能配之也，为格，主吐逆，无阴故呕。寸口脉紧而芤，紧为寒，芤为虚，虚寒相搏，脉为阴结而迟，其人则噎。关上脉数则吐，脉弦者，虚也。胃气无余，朝食暮吐，变为胃反。寸紧尺涩，胸满不能食而吐，吐止者为下之，未止者为胃反也。趺阳脉微而涩，微则下利，涩则吐逆，谷不得入；或浮而涩，浮则虚，虚伤脾，脾伤则不磨，朝食暮吐，名胃反。寸口脉微而数，微则血虚，血虚则胸中寒。脉紧而涩者，难治；呕吐思水者，易解。关上脉浮大，风在胃中，心中澹澹，食欲呕。关上脉微浮，积热在胃中，呕吐蛔虫。关上脉紧而滑者，蛔动，脉紧而滑者，吐逆。脉小弱而涩，胃反。

【证】 呕吐哕各有所辨。

吐属太阳，有物无声，乃血病也。有食入则吐，食已即吐，食久则吐之别。

呕属阳明，有物有声，气血俱病。

哕属少阳，无物有声，乃气病也。

【治】 因胃口有热，膈上有痰，故呕吐。亦有寒气客于肠胃，厥逆上出，故痛而呕。因胃中虚，膈上热，故哕。亦有痰水满塞而哕。因胃气虚，阳火上冲，故呃逆。亦有痰热在胃，中气不降而呃。

李论 寒客胃中，物盛上溢，故呕。清厥甚则痹，食而吐。寒气与新谷气俱还于胃中，新故相乱，真邪相攻，故哕。三者虽殊，皆因脾胃虚弱，亦因寒气客胃，加之饮食所伤而致。宜以丁、藿二香、半夏、茯苓、陈皮、生姜之类主之。又有痰饮者，必下之。

又论 皆气冲之火，逆胃之脉，反上而作，治宜降火。呃者，气逆也，阴火炎上也。气自脐下为火，直冲上出于口而作声也。又火结痰气而上升，冲出于口也。治宜降火行气导痰而自安。

刘论 吐有三，气、积、寒也。

上焦吐者，皆从于气。气者，天之阳也。脉浮而洪，其证食已暴吐，渴欲饮水，大便燥结，气上冲胸而发痛。治宜降气和中。

中焦吐者，皆从于积，食与气相假为积而痛。脉浮而匿，其证或先吐而后痛，或先痛而后吐。治法，以毒药行其积，木香、槟榔去其积。

下焦吐者，从于寒也。脉沉迟，其证

朝食暮吐，暮食朝吐，小便清利，大便不通。治法，毒药通其闭塞，温其寒气也。

《三因》论 有寒呕、热呕、痰呕、食呕、血呕、气呕。

寒，因胃寒伤食，四肢厥冷，脉弱，宜四逆汤。

热，食入即出，烦躁脉数，柴胡汤。

痰，昔肥今瘦，肠间有声，食与饮并出，宜半夏、人参主之。

食呕因胃虚，寒气在上，暖气在下，朝食暮出，不消，养胃汤主之。

血因瘀蓄，冷血聚于胃口，因忧怒气攻，血随食出，宜茯苓汤主之。

气，胃者阳明，合荣于足，今随气上逆，心膈胀，呕却快，宜茱参汤主之。

方论 呃逆切忌热药，丁香类。病皆胃虚，阴火所乘，宜参、术大补之类。如痰实者，察其病因，形气俱实，以人参芦吐之。有伤寒差后呕者，当去余热。有酒家呕，解酒治之。有脚弱脾疼而呕者，此脚气内攻，依脚气门治。有中毒而呕者，解毒治之。有怀孕恶阻者，依恶阻治之。有心中风、心中寒、肝中风、中湿脾痹，有漏气，有走哺。女人患呕吐甚者死，其阴在上故也。

论皆属于火呕而心下痞，半夏泻心汤。干呕而利者，黄芩半夏汤。呕吐，谷不得入，小半夏汤。呕吐，病在膈上，猪苓汤。食已即吐者，大黄甘草汤。胃反，吐而渴，茯苓泽泻汤。似呕不呕，如哕不哕，无奈，姜汁半夏汤。哕逆上气者，陈皮竹茹汤，陈皮、参、草、竹茹。

桔梗汤 治上焦气热所冲，食已暴吐，脉浮而洪。已下出刘。

桔梗 白术各一两五钱 半夏 神曲二两 陈皮 枳实炒 茯苓 厚朴制，一两

水煎，下木香、槟榔末各一两。如大腑燥结，加承气汤。

荆黄汤 治前证热气甚者。

荆芥穗一两 人参五钱 大黄三钱 甘

草二钱五分

调下木香、槟榔末各二钱。

清镇丸 治前证头痛有汗，脉弦。

柴胡二两 黄芩七钱五分 半夏 甘草各五钱 青黛二钱五分 人参五分

上姜汁浸炊饼，丸梧子大。食后姜汤下。

紫沉丸 治中焦吐。食积与寒气相假，故吐而痛。

半夏 神曲 乌梅去核 代赭石 缩砂各三钱 杏仁去皮尖 沉香 木香各一钱 陈皮半两 槟榔 丁香各三钱 白豆蔻五分 白术一钱 巴霜五分，另入

上醋糊丸米大，姜汤下五十丸。

木香白术散 治前证腹中痛，是脾实系强，宜和之。

木香八两 白术半两 半夏 神曲一两 槟榔二钱五分 茯苓半两 甘草四钱

上浓煎，芍药姜汤下二钱。有积而痛，手不可按，无积者宜之。

附子丸 治下焦，朝食暮吐，暮食朝吐，大便不通。

附子炮，五钱 巴豆霜一钱 砒五分，另研

上黄蜡丸，如梧子大，每二丸，冷水下，利为度。更服紫沉丸，不令再闭。

安胃散 李先生治呕吐哕以胃寒所致。

丁香五分 茱萸 草蔻 人参各一钱 炙甘草五分 黄芪一钱 柴胡五分 升麻七分 黄柏三钱 陈皮五分 当归一钱五分 苍术一钱 半夏 茯苓 陈皮

末三味治呕吐痰涎，痰饮为患加之，寒则否。煎，稍热服。

秘方 治痰呕吐。

二陈汤、山栀炒、黄连姜汁炒、香附。虚，加苍术。

呕逆因，寒则可用。

丁香 柿蒂各一钱 竹茹

煎，热服。

有恶心，吐虫数条后，乃频作。服杀

虫药，则吐虫愈多。六脉皆细，非虫脉也，乃脏寒而不安矣。

有呕，饮食皆不得进。治呕愈呕，此胃风也。

论吐有三证　冷吐，先觉咽酸呕，然后吐食，脉小滑者是。王叔和云：关，胃寒不下食。伤寒汗下过多，胃中虚冷，食久反吐，亦属于寒。

胃热而吐者，闻谷气则呕，药下则吐；或伤寒未解，胸中有热，关脉洪，宜凉之。

胸中有宿食，或痰饮，或停水，关沉而伏者，宜吐之。

《三因》论　呕吐出于胃，故有寒、热、食、痰、血、气，同上条。

论呕逆则咳逆也。大率胃实则噫，胃虚则哕。此因胃中虚，膈上热也。故哕至八九声相连，收气不回惊人者，若伤寒久病得此，甚恶。《内经》所谓坏腑是也。

亦有哕而心下坚痞、眩悸者，以膈间有痰水，非虚危比也。痰，半夏汤主之；哕虚，橘皮竹茹汤主之。

论漏气 病者身背皆热，肘臂牵痛，其气不续，膈间厌闷食，食则先吐而后下，名曰漏气。此由上焦伤风，开其腠理，经气失道，邪气内着，麦门冬汤主之。

麦门冬 生芦根 竹茹 人参 茯苓 白术 甘草 陈皮 葳蕤 姜亦可。

论走哺 病者上焦实热，大小便不通，气逆不续，呕逆不禁，名曰走哺。人参汤主之。

前方加黄芩、知母、石膏、山栀，去竹茹、麦冬。

三十五、噎 膈

【脉】 涩小，血不足；大而弱，气不足。

【因】 血虚血，阴血也，主静，内外两静，火则不能生焉，脏腑之火起，气虚气，肺金生水，制火则不起，脏腑之火炽。而或因金水二气不养，或阴血不生，肠胃津涸，传化失宜；或因痰膈妨碍升降，气不交通，皆食入复出，谓之膈噎。即翻胃也，噎病也。

大概因血液俱耗，胃脘亦槁。在上近咽之下，水饮可行，食物难入，间或可食，入亦不多，名之曰噎。其槁在下，与胃为近，食虽可入，难尽入胃，良久复出，名之曰膈，亦名翻胃，大便秘少如羊矢。名虽不同，病本一也。

张论　三阳结谓之膈。三阳，大肠、小肠、膀胱也。结者，结热也。小肠结热，则血脉燥；大肠结热，则后不通；膀胱结热，则津液涸。三阳既结，则前后闭，则反而上行，此所以噎食不下，纵下而复出也。宜先润养，因而治下。或涎痰上阻，用苦酸微微涌之。

【证】《三因》有五噎：

气噎者，心悸，上下不通，噫哕不彻，胸背痛。

忧噎者，遇天阴寒，手足厥冷，不能自温。

劳噎者，气上膈，胁下支满，胸中填塞，故背痛。

思噎者，心怔悸，喜忘，目视𥆧𥆧。

食噎者，食无多少，胸中苦寒痛，不得喘息。

五膈

忧膈者，胸中气结，津液不通，饮食不下，羸瘦短气。

思膈者，中脘食满，噫则酸心，饮食不消，大便不利。

怒膈者，胸膈逆满，噎塞不通，呕则筋急，恶闻食臭。

喜膈者，五心烦热，口舌生疮，四肢倦重，身常发热，胸痛引背，食少。

恐膈者，心腹胀满，咳嗽气逆，腹中苦冷雷鸣，绕脐[①]痛，不能食。

【治法】 宜以润养津血，降火散结，万药万全。

有人血耗，便如羊矢，病反胃半年，脉

① 脐：原脱，据《丹溪手镜》补。

涩而不匀，不大便八九日。先以甘蔗汁煎六君子汤加附子、大黄与之，伺便润，令以牛乳服之。

方 四物汤 加陈皮去白 红花酒浸 驴尿防其成虫

秘方 治膈噎。

童便 牛羊乳 韭汁 竹沥 甘蔗汁解酒毒

气虚加四君；血虚加四物。

胡荽丹 治反胃气结。

乌鸡一只，令净

胡荽子入鸡，缝之，煮熟食之，渐尽。不得，再一只鸡妙也。

三十六、疮疡

【脉】 沉实，发热烦躁，外无焮火赤痛，其邪深在内，故先疏通以绝其源。

脉浮大数焮肿在外，当先托里，恐邪入于内。

脉不沉不浮，内外证无，知其在经，当

和营卫。

浮者太阳，长者阳明，弦者少阳。浮者在表，宜行经；沉者在里，宜疏利脏腑。缓者身重，除湿。缓者湿胜，故重；脉大，心躁作热，大者，心肺有热。脉弦，眩晕，有风，肝脉。涩者，气滞乏津，泻气补血，涩者血虚。脉弦细，便溺多，溺寒水。脉细，为膀胱之寒水。

【因】 火之属。

湿热相搏，肌肉败坏而为脓。营气不从，逆于肉里，乃生痈肿。营气，运气也，逆而不行，其源在经。湿气外伤，害人皮肉，皆营气之不行也。其源在外，盛则内行。膏粱之变，足生大疔，皆营气逆行，凝于经络。其源在里，发于表也。

【证】 疮疡诸症，皆营气盛，偏助火邪而作。随虚而出于经络也。如太阳经虚，从背而出；少阳虚，从须而出；阳明虚，从髭而出；肾脉虚，从脑而出。微热则痒，热甚则痛；血虚则痛甚，热甚则肿甚。

【**治法**】 外者，宜以辛凉发散之，通圣、凉膈、解毒是也。

内者，宜以苦寒下之，三黄汤、玉烛散是也。

中者，宜以调经，凉血等是也。

肿疡宜解毒，下之是也，溃疡宜托里，补之是也。如温经，加通经之药妙矣。夫邪气内蓄肿热，宜砭射之也。气胜血聚者，宜石而泄之。如肿疡年壮，谓伏热在心，可降其火。如溃疡年老，发呕不食，谓虚，大补。病疮，腰脊瘈疭者死。

内疏黄连汤 治呕哕哕发热，脉沉而实，肿硬色不变、根深，脏腑秘涩。

黄连 芍药 当归 木香 槟榔 黄芩 山栀 薄荷 甘草 桔梗各一两 连翘二两 大黄便秘加之。行经，黄芩、黄连、连翘、人参、木香、槟榔、柏、泽泻。

在腰以上至头者，枳壳疏利脏腑，用前药中加大黄；痛者，当归、黄芪止之。

伤煎散 治肿焮于外，根盘不深。脉浮，邪气盛，则必侵于内，宜热之。

地骨皮　黄芪　白芍　黄芩　白术　茯苓　人参　当归　肉桂　甘草　防己各一两　防风二两

上以苍术一升，水五升，煎至半，去渣，入药煎服。便秘加大黄；热加黄连。

黄连消毒汤　治一切疮、疽、背、脑。

黄连一钱　黄芩　黄柏　地黄　知母各四钱　羌活　独活　防风　藁本　归尾　桔梗　连翘各四钱　黄芪　人参　甘草各三钱　苏木二钱　防己五钱　泽泻二钱

远志酒　忍冬酒　不问肿溃，皆有奏捷之功。然二酒有补性，归心归血之效。

金银花汤　治痈，色变紫黑者，回疮。

金银花并枝　甘草各二两　黄芪四两

酒一升，闭口重汤煮、酒煮皆可。

乳香散　治痈，疮口大。

寒水石煅　滑石各一两　乳香　没药五钱　脑子少许

末糁口上。

雄黄散 治恶肉不去。

雄黄一钱 巴豆一个，去皮尖 乳香 没药少许，另研

细和匀，敷肉上。

木香散 治久不收口。

木香 槟榔 当归各一钱 黄连二钱

为末糁之。

出剩骨 血竭罨之，骨自出。

治漏疮剩骨 青橘叶 地锦草

上二件，杵成膏。先净疮口，用杜牛膝根内入疮中，以膏敷之，缚定。

一上散 治疮、疥癣。

雄黄另 硫黄另，各五钱 斑蝥三个，去翅足，另 黑狗脊另 寒水石 蛇床子炒，各五钱

上细末，同匀油调擦上。加法随病。

金丝 其状如绳线，巨细不一，上下行，至心即死。可于疮头上截经刺之，出血后，嚼萍草根涂之，立安。

治疔疮刘先生方 乌头尖 附子底

蝎梢　雄黄各一钱　蜈蚣一两　硇砂　粉霜　轻粉　麝香　乳香各五分　信石二钱五分

上末，先破疮口出血，亟以草杖头，用纸滞于内，以深为妙。

疔疮毒气入腹，昏闷不食。

紫花地丁　蝉退　贯众各半两　丁香　乳香

温酒下二钱。

治疔疮李先生方　归尾　没药　白芨　乳香　杏仁　黄丹　蓖麻　粉霜　巴豆　木鳖子　芝麻油　桃柳枝

上煎如法。白菊花紫茎者汁服，渣敷之。茜草根叶亦可。

疔疮先痒后痛，先寒后热，热定则寒，四肢沉重，头痛心惊，眼花呕逆则难治。

贴杖疮　虎骨　黄柏　黄连　黄芩　苦参

以五味煎，入油纸，煎又数沸，次以纸贴上。

恶疮　霜后凋蕉叶干末傅，香油调，油纸掩。先用忍冬藤、葱、椒、金丝草洗，松上白蚁泥、黄丹炒黑，香油调敷，外用油纸夹上，日换。后用龙骨末药于口上收肉，黄丹入香油煎，入朴硝抹疮上。

口疮神方　焰硝　硼砂

含口不开，以南星于涌泉醋敷之。

饮酒人口糜，导赤散、五苓散。

风寒遏绝，阳气不伸，声不出。

半夏制，一两　乌头　肉桂各一钱

煎服。

赤口疮　白矾飞　没药　乳香　铜绿

末糁。

白口疮　雄黄　没药各一钱　轻粉五分　巴豆

末糁。

唇紧燥裂生疮　用青皮烧灰，猪脂调敷。夜卧头垢亦可。

口痛疮　五味子一两　黄柏蜜炙　滑石各五钱　铜绿加糁，白蔷薇汁，漱之良。

有口疮不下食，众以狐惑治之，必死。未若以矾汤，于脚上浸半日，顿宽。以黄柏蜜炙、僵蚕灼末傅，立下乳而安。

一方神效 西瓜外皮烧灰，黄柏、黄连、朱砂、孩儿茶、硼砂为末，水调抹效。

手痴疮 皂角 枯矾 轻粉 黄连 黄柏。

沙疮 栅地藤烧灰。

足上毒疮 密陀僧、黄连，傅之有法 旱莲草盐炒 桑白皮打细作饼盖，干易之。杜牛膝，无名异、金星草俱可。

治脚 五倍子研、牛脚髓同调厚朴。

治阴疮 腊茶、五倍子等分、腻粉少许 孩儿茶妙。

又方 降真香，磨水抹，效。

三十七、痈 疽附瘿瘤

【脉】 数，身无热，内有痈也。脉数必当发热，而反恶寒，若有痛处，当发其痈。脉数而虚，咳唾涎沫，为肺痿；脉数而实，或滑，咳则胸中隐痛，为肺痈。脉紧而数，脓为未成；紧去但数，脓为已成。脉滑而数，小腹坚满，小便或涩，或汗，或寒，为肠痈。设脉迟紧聚为瘀血，下血则愈；设脉洪数，脓为已成。肠痈，脉滑为实，数为热。卫数下降，营滑上升，营卫相干，血为败浊，皆湿热之所为也。

死之地分 伏兔、腓腨、背、脏俞、项上、脑、髭、鬓、颐。

【因】 火之毒，气结之毒，从虚而出也，薄处先穿之义，师全用补。盖厚味之火，气郁之结，壅滞经络，或引痰饮，血为之滞，气为之乱，积久从虚而出其经也。夫阴滞于阳则痈，阳滞于阴则疽。气得淤而郁，津液稠黏，为痰、为饮，而久渗入肺，血为之浊，此阴滞于阳也。血得邪而郁，隧道阻隔，积久结痰，渗出脉外，气为之乱，此阳滞于阴也。

肺痿，热在上焦。肺痈，乃风伤于卫，热过于营，血为凝滞，蓄结成痈。囊痈，乃湿热下注也。有作脓者，此浊气顺下，将流入渗道，因阴气亏水道不利而然。脓尽乃安。骨疽，因厚味及酒后涉水得寒，故热邪深入髀枢穴左右，积痰老血，相搏而成也。内疽，因饮食之火，七情之人，相郁而发，在腔子而向里，非于肠胃肓膜也。以其视之不见，故名之曰内。

【证】 肺痿病，多涎唾，小便反难而数，大便如豚脑，欲咳不咳，咳出干沫，唾中出血，上气喘满，或燥而渴者，寸口脉数而虚，按之涩。

肺痈病，咳逆上气，浊吐出如粥，脓血，胸中隐痛。又咳脓血口燥，或喘满不渴，唾沫腥臭，时时振寒，寸口脉数而实，按之滑。

肠痈病，小腹重，强按则痛，坚满如肿，小便数似淋或涩，或自汗，复恶寒。又身甲错，腹皮急，按之濡如肿状，腹如聚积，按之痛如淋。小便自调。甚则腹胀大，转侧闻水声，或绕脐生疮，或脓从脐出。

背痈脉数，身无热而反恶寒，若有背痛处，发其痈。

附骨疽与白虎、飞尸、历节皆相似。历节，走注不定；白虎飞尸，痛浅，按之便减，亦能作脓；附骨疽，着骨而生，痛深，按之无益。

【治】 法宜补气血，泻火散气。初觉，可清热拔毒；已溃，则拔毒补气。用分经络气血多少，可补可驱毒，如少阳分，少血多气，宜补。

千金内托散 内托之名，使气充实，则脓如推出也。

羌活 独活 藁本各一钱五分 防风身梢 归梢各五分 归身四钱 连翘三钱 黄芩酒炒 黄芪 人参 甘草各一钱半，生用五分 陈皮 苏木 五味各五分 黄柏酒炒 知母酒炒 生地酒制 黄连酒制，各一钱五分 汉防己酒制 桔梗各五分 山栀二钱 猪苓二钱，去皮 麦冬二钱，去心 大黄酒制，三钱作两服煎。

验方 有妇人年七十，性好酒，形实性急，脑生疽，脉紧急，切之涩。锦纹大黄酒炒。人参酒熟每一钱，姜汁煎服。

验方 有人年五十，形实色黑，背生红肿，近骨下痛甚，脉浮数而洪紧，食亦大呕，时冬月。

麻黄 桂枝冬月用之 生附脉紧用之 黄柏酒炒 瓜蒌 甘草节 羌活 青皮 半夏 人参 黄芪

姜煎。

验方 治初生一切疮、疖、痈、疽、发背，服之殊效。亦能下死血。

大黄 甘草 辰砂 血竭

酒下。

解毒丹 治一切发背、痈、疽、金石毒。

紫背车螯大者，盐泥固济，煅红，出火毒，甘草膏丸，甘草汤下。恶物，用寒水石煅红入瓮，沉井中，腊猪油调傅。

又方 以轻粉为佐，又以灯草为佐，散肿消毒，轻者可杖

清凉膏 治发背。

当归 白芷 木鳖肉 白芨 白敛各一两 乳香研 腻粉少许 白胶少许 黄丹五两 麻黄七两

上煎前六味，候紫色去之，入槐、柳枝各七寸，再煎，入丹，临时入下。

三生散 治漫肿光色附骨痈，如神。

露蜂房 蝉退 头发各等分

烧灰存性，三钱，研细酒下。

曾用五灰膏，敷一宿，待恶肉腐，以刀去之尽，以香油蘸在锦[1]上，纽干复之。待好肉如岩合壸状，方可以收口，用龙骨、白蔹、乳、没等药傅之。

内疽用四物汤加减服之。有人性急味厚，在胁下一点痛，每服热燥之药，脉轻则弦，重则芤，知其痛处有脓，因作内疽病治之。

① 锦：《丹溪手镜》作“绵”，义胜。

甘草干姜人参 治肺痿。

甘草四两 干姜二两 人参一两 大枣三个

煎服。

小青龙汤治肺痈，先解表之邪也，此治肿疡之法也。

葶苈大枣泻肺汤 治痈疽，喘不得卧也。

葶苈炒黄研，丸弹子大。水三升，入枣先煎二升，去枣入葶苈，煎至一升，顿服之。先进小青龙汤三服，后进此。

桔梗汤 治咳胸满，唾如米粥，当吐脓血。

甘草 桔梗各一两

苇茎汤 治咳有微热，胸中甲错，此治溃疡之法也。

苇茎二升切 瓜瓣仁 薏苡仁各半斤 桃仁五十个，去皮尖

煎服。又方，瓜蒌连瓤下煎。

薏苡附子败酱散 治肠痈身甲错，腹

皮急胀，本无积聚，身无热，脉数者。

附子炮　败酱各二钱　薏苡仁十个

水煎。

大黄牡丹汤　治肠痈，小腹，或偏在膀胱左右，大如掌，热，小便自调，时自汗，脉迟紧，未成脓可下之，脓成不可下。

大黄四两　牡丹皮三两　芒硝二两　瓜子一个　桃仁五十个

水煎顿服。

云母膏　有如腹痛，百方[①]不治，脉滑数。腹微急，脉当沉细，今脉滑数，以云母膏下之。云母膏，丸梧子大。一百丸，阿胶烊入酒下之。下脓血为度，可止。

青皮当归汤李先生方　治便痈。

青皮　防风　当归　甘草梢

空心煎服。

桃仁承气汤张先生方　治便痈。

验便毒方　葫芦巴末服，川楝灰亦好。

---

① 方：原误作“分”，据《丹溪手镜》及文义改。

附骨疽方 青皮 黄柏 桂枝冬加 黄芩夏加 牛膝虚加 甘草 姜汁 麻黄发不动加

又防风通圣，去硝黄，入生犀角、浮萍末，治骨疽。

瘿状多着肩项。如坚硬不可移，名石瘿；皮色不变，名肉瘿；如筋脉露结，名筋瘿；赤脉交错，名血瘿；随忧愁消长，名气瘿。

瘤状随气凝结，有骨、筋、肉、脓、血之瘤。

脉因证治卷四

三十八、乳　痈

【证】 乳房为阳明所经，乳头为厥阴所属。

【因】 厚味湿热之痰，停蓄膈间，与滞乳相傅而成。

滞乳，因儿口气吹嘘而成；有怒气激其滞乳而成。凡病皆阳明经也，浅者，为痈；深者，为岩，不治。

【治】 宜疏厥阴之滞，清阳明之热，行污血，散肿结。

方 煅石膏清阳明　橘皮　瓜蒌子消肿　甘草节行血　蜂房　台芎　香附二味郁气加之　青皮疏厥阴　葛根

酒、姜汁饮。

又方 大黄　天花粉　当归一两　甘

草节已下一钱五分　瓜蒌子　穿山甲　陈壁土炒

酒丸服。

三十九、瘰

【因】　大抵食味之过，郁气之积，曰毒，曰风，曰热，皆此三端，变化引换。须分虚实，实者易治，虚者可虑。夫初发于少阳一经，不守禁戒，延及阳明。盖胆经至主决断，有相火，而且气多血少。

神效方　牡蛎粉五钱，和鸡胆为膏，贴之。又，用活石一两，肉桂五钱，调汤服之好。

【证】　外有蛤蟆瘰，无核但肿。瘰在阳明、少阳经，结核按之走痛。瘿或隐僻处。劳瘵结核，连数个在耳边，或聚或散也。瘤等亦同。

【治】　宜泻火散结。虚则补元气，实则泻阴火。补则十全散，下则玉烛散、化坚汤。

升麻一钱　葛根五分　漏芦足阳明　牡丹皮三钱，去留血　当归　地黄生熟各三钱　连翘一钱，生血脉　黄芪一钱，护皮　白芍收散，三钱　肉桂散结，寒因热用，三钱　柴胡八钱　黍粘消肿　羌活一钱　防风　独活各五分，散结　昆布软坚　三棱削坚　广术　人参　厚朴腹胀加　黄连　陈皮　木香气不顺加　大黄便秘加。

大黄汤　大黄煨　皂角　甘草炙

煎服。以麝香、瓜蒌仁傅之。

法　未破核者，用火针针其上，即用追毒膏，点芋线头，内针孔中。

又用杜牛膝捣傅，缚其上，一日一易。如脓将尽，又用生玄参、地榆、滑石、寒水石、大黄等末傅，缚其疮。又用白卮菜、墨草，同缚其疮。以寒水石、大黄、硝、龙骨、木香、槟榔末，收口。后又用竹茹，亦能长肉，白膏药收后。红不退，用北蠮螉窠傅。如已溃久不收口，须用香附，灯烧铁烙，烙其腐处，尽后，依前治之。

治 耳接耳边项上生块核是。

方 五味子 香白芷

为末，蜜调傅。

猳鼠粪，以黄泥炉煅。

去瘰疬毒 皂角子五两 大黑豆一斤 甘草一两 冬青叶汁一斤

上煮汁干为度，常食，不过两料。

四十、发 斑

【因治】 属表者，因风挟热痰。通经微汗之，下之不可。

属里者，因胃热，助手少阴心火，入于手太阴肺也。故红点如斑，生于皮毛之间耳。白虎、泻心、调胃承气，从长而用之。

四十一、丹 疹

【因】 热与痰、血热也。夫斑、痘、疹、丹，皆恶毒血热蕴蓄于命门，遇相火合起则发也。

外有赤游风、天蛇漠、丹疹、瘾斑，其

状不同，因则一也。

【治】 张归之少阳相火。如遇热之时，以通经辛凉解之；如在寒之时，以葛根、升麻，辛温解之。如遇疮痈黑陷，腹内喘满者，热而气虚也，急以白虎解之。热加参，参主喘也。主之，全以凉膈调之。

消毒汤 升麻根 羌活 藁本 细辛 柴胡 葛根 黄芩酒炒 生地黄 黄连 黄柏 连翘 红花 当归 苏木 白术 苍术 陈皮 吴茱萸 防风 甘草

又方 紫草 红花子 白芍 胡荽 当归

附方 剪刀草汁调原蚕沙，傅之。

龙脑丸 治斑疮倒靨。

猪心血调脑子成膏，以紫茸汤化，无脑用辰砂。

四十二、金疮附油火刀犬等伤

【脉】 金疮出血太多，脉沉细者生，浮数实大者死。

【治】 没药散　治刀箭伤，止血住痛。

定粉　风化灰各一两　枯白矾三钱　乳香五分，另研　没药一字，即二分半也，一铜钱有四字之故。另研和匀糁之。

圣愈汤　治出血太多。

四物汤　人参　黄芪

煎服。

金疮刀伤见血方　降真香末细贴之；石灰和人血作饼，旋干贴之；煨大黄、石膏，细研，桐油二分，水一分，拌，抹上；又淹灰搽傅亦良。

救苦散　治热油、刀斧伤、火伤、犬咬伤。

寒水石

油调涂上。

四十三、倾　仆

【脉】 倾仆，内有血，腹胀满，脉坚强者生，小弱者死。

【证】 瘀血为病，或痰涎发于上。

【治】 同中风证。恶血归内，留于肝经，胁痛自汗，治宜破血行经。

张论 坠堕使生心恙，痰涎发于上也。治宜补之。凡杖打、闪肭疼痛，皆血滞证，可下之。忍痛则伤血。

神应散 治瘀血，大便不通。

大黄酒浸，一两 桃仁 红花二钱 当归三钱 瓜蒌根二钱 炮穿山甲二钱 柴胡引经 麝香透

热酒下。

紫金丹 治骨节折伤疼痛。

炮川乌 炮草乌各一两 五灵五钱 木鳖子去壳 黑牵牛各五钱 威灵仙 金毛狗脊 骨碎补 没药 麝香 红娘子各二钱五分 地龙 乌药 青皮 陈皮 茴香各五分 防风 自然铜四两，烧淬 禹余粮四两，淬

醋糊丸，梧子大，每十丸酒下。

三圣散 吐之，治痰壅。

四十四、百药中伤

【脉】 浮涩而疾者生，微细者死。洪大而迟者亦生。

【治法】 在上吐之。

解毒丸 治食毒物，救人于必死。

干板蓝根四两 贯仲一两，去土 青黛 甘草

蜜丸。青黛良。

秘传方 续随子 甘草 五味子

茶清下一二碗。

四十五、癫 狂附痫

【脉】 大坚疾者，癫病。脉大滑者，自已；脉小急实者死，循衣缝者死，虚而弦急者死。脉虚弦为惊，脉沉数为痰热。

【因】 痰、火、惊。

血气者，身之神也。神既衰乏，邪因而入。夫血气俱虚，痰客中焦，妨碍不得

运用，以致十二官各失其职，神听言动，皆有虚妄，宜吐之而安。

肺入火为谵语。肺主诸气，为气所鼓舞，火传于肺，为之寻衣撮空；胃中大实热，薰于心肺，亦能谵语。宜降火之药。

惊其神，血不得宁也。痰积郁热，随动而迷乱，心神无主，有似邪鬼。可先吐之，后以安神丸主之，佐以平肝之药，胆主惊故也。

【证】 狂言、谵语、郑声辨

狂者，开目与人语，语所未尝见之事，为狂也。

谵语者，合目自言日用常行之事，为谵也。

郑声者，身动无力，不相接续，造语出于喉中，为郑声也。

又蓄血证，则重复语之。

【治】 痰者吐之，三圣散；火者下之，承气汤；惊者平之，安神丸。

方 总治：黄连、辰砂二味降火，瓜蒌、南星、半夏三味行痰，青黛、柴胡、川芎三味平肝。

桃仁承气汤 治热入血室，发狂。

犀角地黄汤 治瘀血狂妄。因汗不彻，吐衄不尽，瘀血在内，面黄唇白，便黑，脚弱气喘，甚则狂闷。

犀角一两 生地八两 白芍三两 丹皮 大黄二两

脉大迟，腹不满，为无热，减之。煎服。

洪、长、伏三脉，诸痫发狂，以《局方》妙香丸，以针透眼子，冷水浸服之。

弦、细、缓三脉诸痫，李和尚五生丸。

治痫方 黄丹、白矾等分

研细，用杨树火煅过，曲丸。

又方 川芎二两 防风一两 猪牙皂角 郁金各一两 明矾一两 黄、赤脚蜈蚣各一条

细末，蒸饼，丸梧子大，空心茶清下十五丸。

四十六、惊　悸

【脉】 寸口脉动而弱，动为惊，弱为悸。趺阳脉微而浮，浮为胃气虚，微则不能食，此恐惧之脉，忧迫所作也。寸口脉紧，趺阳脉浮，胃气则虚，是以悸。肝脉骛暴，有所惊骇。

【证】 悸有三，惊、悸、忪悸。痰饮闭于中脘，其证短气自汗，四肢浮肿，饮食无味，心虚烦闷，坐卧不安。悸，心筑然而动。

【治】 因血虚。肝主血，无血养则不盛，故易惊。心神忤乱，气与涎结，遂使惊悸。血虚，治宜朱砂安神丸。气涎相结，宜温胆汤，在心胆经。小儿惊搐，涎潮如死，乃母胎时受怖。为腹中积热，可坠其涎，镇火清心等是也。

悸因失志气郁，涎聚在心脾经，治宜定志丸。失志者，或事不如意，久思所爱。

少阴心悸，乃邪入于肾，水乘心，唯肾

欺心,火惧水也。治在于水,以茯苓导其湿,四逆散调之。枳实、柴胡、芍药、甘草是也。与惊悸不同,名亦谓之悸,故书以别之。

发搐痰饮为证,脉必弦涩,皆用下之。

外有肝痹、心肺疟,心虚寒,皆惊。

朱砂安神丸 治血虚惊悸。

朱砂一两,另研 黄连一钱二分 当归五分 甘草五分 生地三钱

炊饼丸。

温胆汤 治心胆性[1]易惊。

半夏 竹茹 枳实二两 茯苓一两五钱 陈皮三两 甘草一两

寒水石散 治因惊心气不行,郁而生痰,结为饮。

寒水石煅 滑石水飞各一两 甘草一两 龙脑少许

热则水下,寒姜下。

① 性:《丹溪手镜》作"怯",义胜。

四十七、疝　　癞

【脉】 寸口弦紧，为寒疝。弦则卫气不行，卫气不行则恶寒，紧则不欲食。寸口迟缓，迟则为寒，缓为气之虚，虚寒相搏而痛。脉沉紧豁大者，为虚。脉滑为疝，急为疝，搏为疝，见于何部而知其何脏。

【因证】 盖全在肝经，因湿热在经，抑遏至久，又感外寒，湿热被郁而作痛；或大劳则火起于筋，醉饱则火起于胃，房劳则火起于肾，大怒则火起于本经。

火郁之甚，湿热便盛，浊液凝聚，并入血隧，流于肝经，为寒所束，宜其痛甚。因痰饮积流入厥阴，聚结成核。因瘀结其本经，因虚而感，或内火外寒郁之。肝经与冲、任、督所会，聚于阴器，伤于寒则阴缩入，伤于热纵挺不收。属木，性速急，火性暴而痛亦暴矣。

张论七疝：

寒疝　因湿地、雨水、风冷处，使内过多。其状囊结硬如石，阴茎不举，或控睾丸而痛，宜以温剂下之。久而无子。

水疝　因醉过内，汗出遇风湿之气聚于囊中，其状肾囊肿痛如水晶，或痒搔出黄水，小腹或按之作水声，阴汗，治宜逐水。

筋疝　因房劳及邪术所使，阴茎肿或溃脓，或痛而里急，筋速缩，或挺不收，或白物如精，或茎痛之极则痒，宜降火下之。

血疝　因使内气血流溢，渗入脬囊，留而不去，结成痈脓。多血，状如黄瓜，在小腹两旁，横骨约中，俗云便痈，治宜和血。

气疝　因号哭忿怒，气郁而胀，哭怒罢则散。其状上连肾区，下及阴囊，宜以散气药下之。小儿有此，因父精怯，故不治。

狐疝　与气疝大同小异。状如仰瓦，卧则入小腹，行之则出入囊中，宜逐气流经之剂下之。

㿗疝 因地卑湿，江淮间所生。其状如升、斗，不痒不痛，宜去湿之药下之。女子阴户突出，虽相类，乃热不禁固也。

《三因》有四㿗：

肠㿗 因房室过度，元脏虚冷，肠边胥系不收，坠入㿗中，上下无定，此难治。

气㿗 因七情脏气下坠，阴㿗肿胀急痛，易治。

水㿗 因湿气得之，则肿胀其阴，易治之。

卵㿗 因劳役坐马，致卵核肿胀，或偏有大小，上下无常，此难治也。

外有妇人阴门挺出，亦名㿗病。

丁香楝实丸 已下出李。

当归酒制，去芦 炮附 川楝 茴香已上各一两

锉，好酒三升，同煮。酒尽焙干作末，入下药：丁香 木香各五分 全蝎十三个 玄胡索五钱

上同为末，酒糊丸，梧子大。每服三十丸至百丸，温酒下。

参术汤　治虚疝脉豁大者是。

人参　白术　山栀　香附

仓卒散　治寒疝入腹卒痛，小肠膀胱气绞，腹冷重如石，出白[1]汗。

山栀四十九个，烧半过　生附子

酒煎二钱。

又一方　乌代附。

神应散　治诸疝心腹绞痛不忍，此方能散气开结。

玄胡索　胡椒或加茴香。酒煎二钱。

牡丹丸　治寒疝心腹刺痛及血。

川乌炮，去皮尖　牡丹皮四两　桃仁炒，去皮尖　桂各五两　青皮一两

蜜丸，酒下。

桃仁汤　治癞疝。

大桃仁如法　茱萸　桂枝　蒺藜　青皮　白茯苓　槟榔　木香　海藻　三棱

---

① 白：《丹溪手镜》作“自”。

莪术任意加减

张用导水、禹功、猪肾、通经等散下之。

秘方 治诸疝。

枳实治痛 山栀 茱萸 橘子 山楂去核积 桃仁瘀血加之 川乌劫痛同栀 桂枝不定必用 荔枝核湿则加之 青皮

守丸 治癞要药，不痛。

苍术 南星 半夏 白芷散水 川芎 枳实 山楂

应痛丸 治败精恶物不出，结成疝，痛不忍。

阿魏二两，醋和荞麦面裹，火煨熟；槟榔大者二个，刮空，滴乳香满盛，将刮下末，用荞麦拌作饼，慢火煨。上细末，入硇砂一钱，赤芍一两，同为末，面糊搜和，丸如梧子大，盐酒下。

雄黄散 治阴肿大如斗，核痛不治。

雄黄一两 明矾二两 甘草五钱

煎洗。

又方 天萝筋烧灰，治疝妙。

四十八、脚　　气

【脉】 浮弦者风，濡弱者湿，洪数者热，迟涩者寒，微滑者虚，牢坚者实，结则因气，紧则因怒，细则因悲。

入心则恍惚妄谬，呕吐，食不入，眠不安，左寸脉乍大乍小者死。

入肾则腰脚俱肿，小便不通，呻吟，目额皆黑，冲胸而喘，左尺脉绝者死。

【因】 湿之病。南方之人，自外而感；北方之人，自内而致。南方之人，当风取凉，醉房，久坐湿地，或履风湿毒气，血气虚弱，邪气并行虚膝，邪气盛，正气少，故血气涩，涩则脾虚，虚则弱，病发热。四肢酸痛烦闷者，因暑月冷湿得之；四肢结持弱者，因寒月冷湿得之。北方之人，因湩酪醇酒之湿热下注，积久而成肿满瘀痛也。治宜下药，泄越其邪。

【证治】 因病胫肿，小腹不仁，头痛烦心，痰壅吐逆，时寒热，便泄不通，甚者攻心而势迫，治之不可后也。此壅之痰壅未成，当宜通之，调以黄柏、苍术类；壅既成，当砭恶血，而后以药治之。

攻心脚气，乃血虚而有湿热也，治宜四物加柏。筋动转而痛者，乃血受实热也，治加桃仁、芩、连；有痰流注，加竹沥、姜汁、南星是也。

李曰：湿淫所胜，治以苦温。以苦辛发之，透关节胜湿为佐；以苦寒泄之，流湿清热为臣。故主当归拈痛汤一方治之。

中脚膝论　自内，喜、怒、忧、思，寒热邪毒之气，注于脚膝，状类诸风，谓之脚气也。自外，风、寒、暑、湿，皆有不正之气，中于脚膝，谓之脚气也。实者利之，虚者益之，六淫随六法以治之，七情随六气以散之。

《三因》论　乃风、寒、暑毒气袭之也。风则脉浮，寒则脉紧，湿则脉细，表则脉浮，里则脉沉；寒则痛，湿则重，暑则烦，风则行，随其所中经络而治之。

太阳经则头项腰脊皆痛，六淫中之论同前，宜以麻黄左金汤。

麻黄　干葛　细辛　白术　茯苓　防风　防己　羌活　桂枝　甘草

阳明则寒热呻欠，鼻干腹胀，膝膑髀中腹外皆痛，六淫亦然，宜大黄左金汤。

大黄　细辛　茯苓　防风　防己　羌活　黄芩　前胡　枳壳　厚朴　杏仁

少阳则口苦胁痛面垢，体无膏泽，头目颔锐痛，六淫亦同，宜半夏左金汤。

半夏　干葛　细辛　白术　茯苓　桂枝　柴胡　麦冬

三阳合病，寒热，关节重痛，手足拘挛，冷痹，上气，呕吐，下利，脉必浮弦紧数，合前三方以发之。

太阴腹满，咽连舌急，胸膈痞满，骨节烦疼，四肢拘急，浮肿，宜六物附汤。

炮附　桂枝各四两　甘草二两　茯苓三两　防己四两　白术三两

少阴上气喘急，小腹不仁，腰脊足心腨胭皆痛，六淫亦然，宜八味丸主之。

牡丹皮　泽泻　茯苓　桂枝　香附　山药　山茱萸　熟地黄

厥阴胁腰偏疼，阴器抵小腹夹脐诸处胀痛，一如中风，宜神应养真丹。

当归　天麻　川芎　羌活　木瓜　熟地　芍药

《三因》元并脏腑不同故也。

当归拈痛汤　治湿热肢节烦痛，肩背沉重，胸膈不利，身痛胕肿。

羌活　炙甘草　黄芩酒炒　茵陈叶酒炒　当归各五钱　人参　苦参酒洗　升麻　葛根　苍术各二钱　知母酒洗　防风　泽泻各三钱　猪苓　白冬术各五分

煎服。

羌活导滞汤　治前证便溺阻隔，先以药导之，服前方及此方。

羌活　独活各五钱　防己三钱　大黄酒煨，一两　当归三钱　麸炒枳实三钱

除湿丹 治诸湿。

槟榔 甘遂 赤芍 威灵仙 葶苈 泽泻各一两 乳香另研 没药各五钱 黑丑炒，三钱 大戟一两半，炒 陈皮二两

脚气方 治湿热。

生地 黄柏酒炒 苍术盐、酒炒 白术 川芎 防己 槟榔 犀角 甘草 木通 黄连 黄芩二味热加之 竹沥 姜汁二味痰加之 石膏热时加 桃仁便实加 牛膝溺涩加

食积流注方 苍术 黄柏 防己 南星 川芎 白芷 犀角 槟榔 龟板血虚加

血积转筋方 见论治攻心脚气。

阮氏方 治膝痛脚骨热，或赤肿行步难。

苍术四两，泔浸一日夜；盐炒黄柏四两，酒浸一日夜。炙焦，㕮咀服。

四十九、虫附狐惑

【脉】 匿虫蚀阴肛,脉虚小者生,急紧者死。

【因证】 湿热之生,脏腑虚则侵蚀。腹内热,肠胃虚,虫行求食。上唇有疮曰惑,虫食其脏;下有疮曰狐,虫蚀其肛。亦有口疮,非狐惑也。

【治】《集效方》木香　鹤虱炒　槟榔　诃子煨　芜荑炒　炮附　干姜各七钱　大黄一两五钱

乌梅或加连、柏,上蜜丸。陈皮汤、醋汤任下。

化虫丸　治虫即化水。

硫黄一两　木香五钱　密陀僧三钱　炮附一个

上先附末,醋一升,熬膏,入药和丸,绿豆大。荆芥、茶清下二十丸。

秘方　治吐虫。

黑锡炒成灰

槟榔末，茶饮下。

又方 川椒，酒糊丸，治虫。

又方 炒鸡子、白蜡尘，治寸白虫，酒糊丸妙。

泻心汤，治惑；苦参汤洗之，治狐。

五十、喉　痹

【因】 热内结。虽有蛾闭、木舌、缠喉、走马之名，火则一也。论咽与喉，会厌与舌，同在一门，而用各异，喉以候气，故通于天；咽以纳食，故通于地；会厌管乎其上，以司开合。掩其咽，其食下；不掩之，其喉错；必舌抵上腭，则会厌能闭其咽矣。四者相交为用，缺一则饮食废而死矣。及其为病，皆火也。夫手少阴君火心主之脉，手少阳相火三焦之脉，二火皆主脉并络于喉，气热则内结，结甚则肿胀，肿胀甚则痹甚，痹甚则不通而死矣。

至如嗌干痛、咽颔肿、舌本强，皆君火之为也。唯喉痹急速，相火之为也。

【证】 咽,咽物之处。咽肿则不能咽,或呕吐咯伤,或多饮啖,痰热皆至,咽系干枯也。

喉,声音出入之处,脏热则肿,其发暴肿闭塞。或心虚寒,有悬痈生在上腭,俗名鹅也。咳而声嘶喉破,俗名声散也。

【治法】 微以咸软之,甚以辛散之,痰结以苦吐之,否则砭出血。人火以凉治之,龙火以火逐之,凉剂以热服之是也。宜刺少商出血。

秘方 朴硝 牙硝各研 青鱼胆 上以胆放二硝上,干方研为末,竹管吹入喉中,痰出即愈。

五匙散 治风热喉痹,及缠喉风。

朴硝一两五钱 硼砂五钱 脑子三钱 僵蚕

以竹管吹末入喉中。

神效散 治热肿语声不出。

荆芥穗 蓖麻生,去皮另研,各一两

蜜丸,皂角子大,嚼含化。

雄黄解毒丸 治缠喉风及喉痹，倒仆失音，牙关紧急，不省人事。

雄黄一钱，飞 郁金一钱 巴豆去皮、油，十四个

醋糊丸，绿豆大。热茶清下一丸，吐则止。

蜜附子 治腑寒咽门闭，不能咽。大附去皮脐，切大片，蜜涂炙黄，含咽津。

又方 龙胆、矾，包乌梅肉内，以绵裹含。

龙火拔毒散 治缠喉急证，先以针出血为上策，缓以丹敷。

阳起石煅 伏龙肝各三钱

新水埽之。

又方 白瑞香花根，研水灌之。

秘方 治痰。其证皆因痰也。以鹅毛刷桐油探吐之。皂荚灰亦可吐。僵蚕研姜服亦可。生艾汁亦可。

五十一、口

【因证】 脾热则甘;胆热则苦。口苦亦有肝虚寒者。

【治】 三黄丸治甘。柴胡汤治口苦,及谋虑不决。

柴胡汤加麦冬、枣仁、地骨皮、远志。

五十二、舌

【脉】 心脉系舌根,脾脉系舌旁,肝脉、肾脉络舌本。

【因证】 因风寒所中,则舌卷缩而不言。七情所郁,则舌肿满不得息,肝壅则血上涌,心热则裂而疮。脾热则滑苔,是虚热,心经飞扬上窜;脾闭则白苔如雪;脾热则舌强。舌卷而卵缩者,厥阴绝也,死。

【治】 金沸草散　治风寒伤心脾,令人寒热、齿浮、舌肿。

金沸草　荆芥四两　前胡　麻黄各三两

甘草　半夏一两

升麻柴胡汤　治心脾虚热上攻，舌上生疮，舌本强，两颊肿痛。

升麻　柴胡　白芍　栀子　木通一两

杏子　大青　黄芩三钱　煅石膏二两

舌肿破　锅底煤，即锅底烟，醋盐傅。

出血如泉　白胶香、五倍子、牡蛎，末糁。

白胎语涩　薄荷汁、白蜜，姜片揩，傅之。

五十三、目

【因】　风热血少。经曰：目得血而能视。肝血不上荣也，神劳。目者，神气之主，劳则魂魄散，不能相得。肾虚，水精不上奉也。

【证治】　在腑则为表，当除风散热。在脏则为里，宜养血安神。如暴失明，昏涩翳膜，眵泪斑入眼，皆表也，风热也，宜发散以去之。如昏弱不欲视物，内障见黑花，瞳散，皆里也，血少神劳肾虚也，宜养血补水安神以调之。

斑入眼，此肝气盛而发在表；瞳子散大，皆辛热之为也。辛主散，热乘之，当除风热，凉血益血，以收耗散之气。以芩连苦寒除邪气之盛为君，归身、地黄养血凉血为臣，五味酸寒体浮收瞳散，地骨皮、天冬泻热补气。

凡目暴赤肿，以防风、黄芩为君以泻火，黄连、当归为佐以和血。

凡目疾暴赤肿，以防风、羌活、柴胡、升麻、白芷、芩、连、甘草、当归，白睛红加白豆蔻少许。

凡目久病昏暗，以熟地、归根为君，以羌活、防风、甘菊之类杂佐之。

拨云汤 羌活 防风一钱半 藁本 川芎 荆芥一钱 葛根 细辛 柴胡 升麻五分 知母 归身 川柏 甘草 黄芪各一两

内障，是脾虚火盛上，加下药，人参、

五味、白芍、茯苓、白术；湿热，加下药：黄连炒、黄芩、生地；睛痛加归、地黄；胸中不利，加槐子；赤翳，加羚角；腑秘，加大黄。

百点膏 黄连水一大碗，煎至半，加归六钱、防风八钱，蕤仁去皮尖三钱。

上熬滴水不散，加蜜少许点之。蔓荆、椒眼、地黄、甘草、荆芥、麻黄、升麻，随所长加之。

春雪膏 点眼。

朴硝置生[1]腐上蒸，待流下，瓦器接之。

地黄丸 治不能远视[2]、近视，此大除风热。

生地 天门冬各四两 炒枳壳 甘菊各二两

蜜丸，茶酒任下。

《局方》定志丸 治不能近视，反能远视。

---

① 生：《丹溪手镜》作“豆”，义胜。

② 视：此后《丹溪手镜》有“能”字。

人参　远志　菖蒲　白茯苓

蜜丸。

泻青丸　治风热。

熟干地黄丸　治血少安神。

驻景丸　补肾水。

车前子　菟丝子　熟地黄各五两

槐子散　治体肥气盛，风热上行，目昏涩。

槐子　黄芩　木贼　苍术

末之，茶下。

桔梗丸　治太阳卫虚血实，瞳人肿痛，眼黑肝风盛。

桔梗一斤　牵牛头末三两

蜜丸，水下。

神仙退翳丸　治一切翳晕，内外障昏无睛，累效。

当归酒洗　川芎　犀角屑　枳实　川连　蝉退　瓜蒌根　薄荷六钱　甘菊　蛇退　密蒙花　荆芥与甘草煎三味　地骨皮三钱，洗　炒白蒺藜　羌活　地黄用干，酒浸，一

两　木贼一两半，去节，童便浸一宿，火干

上末，炼蜜丸，米饮下。妇人气旺者，木香汤下之。

家珍方　治眼梢赤。

川连　白矾三钱，飞　铜绿五分　蜜陀僧一钱　轻粉少许

末，贴之。

又方　黄丹　白矾等分

验方　治痘后目上翳。

谷精草　蛇壳　绿豆壳　天花粉

上等分末，粟米泔浸，煮蜜柿干为度，食之。

羊肝丸　治一切目病，不问障盲。

白乳羊肝一具，竹刀刮去膜　黄连一两　甘菊　防风　薄荷去梗　荆芥　羌活　当归　川芎各三钱

上为末，羊肝捣丸，浆水下。

烂翳验方　茜根烧灰，灯草点之，须臾大痛，以百节草刮去之。

七宝膏　珍珠　珊瑚　甘石三味煅，以

连水淬七次　石沙[1]　脑子　麝香　蕤仁去壳，各一钱

研细点之。

五十四、耳

【因】 风热、气虚火升。肾寄窍于耳。

【证治】 风毒耳痛，全蝎一两、生姜二两，切作四方块，同炒，去姜末之，汤点聍耳。

耳脓出，用桑螵蛸一个，火炙麝香二分五厘糁之。又加枯矾吹之良。

虫入耳中，麻油灌。又，猫尿灌耳内好。

五十五、鼻

【因证】 鼻为肺之窍，同心肺，上病而不利也。有寒、有热。寒邪伤于皮毛，气不利而壅塞，热壅清道。酒皶鼻，乃血

---

① 石沙：《丹溪手镜》作“辰砂”。

热入肺；鼆鼻息肉，乃肺气盛；鼻渊，胆移热于脑，则辛频鼻渊。

【治】 寒邪伤者，宜先散寒邪，后补卫气，使心肺之气交通，宜以通气汤。

羌活　独活　防风　葛根　升麻各三钱　川芎一钱　苍术　炙草各三钱　黄芪四钱　白芷一钱　黄连　黄柏

酒皶鼻方　四物汤　黄芩酒炒　红花

水煎服。

又方　乳香　硫黄以萝卜内煨　轻粉　乌头尖

酥调傅。

又方　鸭嘴、胆矾，傅。

鼆鼻息肉　枯矾研为面脂，绵裹塞鼻，数日自消。

又方　瓜蒂末，绵囊裹塞亦可。木通、细辛、炮附子，蜜和，绵裹内鼻中，亦可。

防风通圣散　加好三棱、山萸肉、海藻，并用酒浸，炒末，每一钱五分。

鼻渊　薄荷　黄连二钱半　通圣散一两

又　孩儿茶服。

五十六、齿

【因证】　夫齿乃肾之标，骨之余。

上龈隶于坤土，足阳明之贯络也；下龈隶于庚金：手阳明之贯络也。

手阳明恶寒饮而喜热；足阳明喜寒饮而恶热。肾衰则豁，肾固则坚。大肠壅，齿乃为之浮；大肠虚，齿为之宣露。热甚则齿动龈脱，作痛不已；寒邪、风邪客于脑，则脑痛、项筋急粗露；疼痛蚛饵则缺，少而色变痒痛。

【治】　羌活散　麻黄去根、节　羌活一钱半　防风三钱半　细辛五分　升麻　柴胡五分　当归　苍术五分　白芷三钱　桂枝　黄连　骨灰三钱

上先以汤漱口净擦之。

牙疼方　土蒺藜半两　青盐三钱

浆水二碗，煎热服。

又方 乌头 熟艾多 葱三株 川椒十数粒

上浓煎漱，有脓痰出而安。

治虫散气 草荜拨末 木鳖肉

上同研，搐鼻。

治风气走疰痛 藁本 剪草 细辛

热漱愈。

治骨槽风 皂角不蚛，去子 杏仁烧，存性

上每味一两，入青盐一钱，揩用。

治风蚛牙 以北枣一枚，去核，入巴豆一粒，合成。文武火炙如炭，放地上良久，研细，以纸捻入蚛孔十次。

五十七、结 燥

【因】 火邪伏于血中，耗散真阴，津液亏少，夫肾主大便。肾主津液，液润则大便如常。

【证】 小肠移热于大肠，为虙瘕，为沉。虙瘕，是便涩闭也。

【脉治】 热燥　有云：脾脉沉数，下连于尺，脏中有热。亦有吐泻后肠胃虚，服燥热药多者，宜承气汤下之。

风燥　有云，右尺浮也，内肺受风，传入肠中，宜麻仁丸。

阳结　脉数大而实，宜苦寒类治。

阴结　阴燥欲坐井中，二肾脉按之必虚，或沉细而迟者是也。

如有阴证烦躁，脉坚实，阳药中少加苦寒以去热燥。

有年老气弱津液不足而结；有产妇内亡津液而结。二证并宜地黄丸。

大便闭，小便涩数，谓之脾约。约者，脾血耗燥，肺金受火无所摄，脾津液故竭。理宜养血润燥。

有产妇便秘，脉沉细，服柏、知母、附子而愈。

外有脚气、虚寒、气实，皆相似，亦大便不通。

肾恶燥，急食辛以调之，结者散之。

如少阴不得大便，以辛润之；太阴不得大便，以苦泻之。如食伤腹满，腹响是也。阳结者散之，阴结者热之。

润肠丸 麻仁 桃仁去皮、尖，各一两 羌活 归尾 大黄煨，各半两

除二仁别研，余味共捣，火枯，蜜丸，梧子大，汤下。如不大便，邪气盛急，加大黄酒制；如血燥而大便干燥，加桃仁、大黄酒制；如风结燥，大便不行，加麻仁、大黄；如风涩，加皂角仁、秦艽、大黄；如脉涩，身觉有短气，加郁李仁、大黄；如阴结寒证，加干姜、附子。

有云，大便不通有五证，热、冷、气、风、湿，尺脉伏也，宜温补之。

风，老人、产妇，秘有虚实。能饮食，小便赤为实。实者，秘物也。麻仁、七宣等主之。见前。不能饮食，小便清为虚。虚者，秘气也。厚朴汤主之。

厚朴 半夏 神曲 甘草三两 白术五两 枳实 陈皮一两

五十八、痔　漏

【因证】 因虫就燥也。乃木乘火势而侮燥金，归于大肠为病，皆风、热、燥、湿为之也。

盖肠风、痔漏总辞也，分之则异。若破者则谓之漏。大便秘涩，必作大痛。此由风热乘食饱不通，气逼大肠而作也。受病者，燥气也；为病者，胃湿也。胃刑大肠则化燥，化以乘燥热之实，胜风附热而来，是风、燥、湿、热四气而合。故大肠头成块，湿也；大痛者，风也；结燥者，主病兼受火邪也；不通者，热也。

【治】 去以苦寒泻火，辛温和血润燥、疏风止痛。

秘方　凉血为主。

四君子　四物　黄芩凉大肠　枳壳宽大肠　槐角凉血生血　升麻　秦艽　白术丸

秦艽去芦　皂角各一两，去皮，烧存性　白术五钱　当归半两，酒洗　桃仁一两，去皮尖　地榆三

钱，破血　枳壳麸炒，泄胃　泽泻各半两，渗湿　大黄四钱

面糊丸，米汤下百丸。空心服，以膳压之。气滞，加槟榔、木香；湿热胜，加柏。

一云，凡痔漏，苍术、防风为君；甘草、白芍为佐。

苍术泽泻丸　苍术四两　枳子　泽泻各二两　地榆　皂角

饭丸。

淋洗用　天仙子　荆芥穗　川椒　蔓荆子

煎洗秘方　五味子　朴硝　莲房　桑寄枝

先熏后洗。

傅肿　木鳖子　五味子

为末，调傅。

肠风塞药　炉甘石煅　牡蛎粉

痔漏方　好腊茶细末　脑子

同研津调，纸花贴上。除根用后方。

又方　白矾枯二钱，生二钱　乳香三钱

真香油同研为膏，纸花贴。如便秘，枳实当归汤下三黄丸。

皂角散 治痔漏脱肛。

黄牛角䚡一个，切 蛇退一条 皂角小，五个 川山甲

上并切，入瓷瓶，泥固济，候干。先以火烧烟出，方以大火煅红，出冷，研细，胡桃酒下。

临卧引出虫，五更却以酒下二钱。

脉痔方 血自肛门边另作窍。

乌头炮，去皮尖 黄连各一两

又方亦妙 槐花 荆芥 石菖蒲各一两

酒痔连丸 黄连一味，酒浸、酒煮、酒丸，饮下。

腐痔核即为水 硼砂煅 轻粉 炉甘石煅

上以朴硝淬洗辰砂，或加信煅，傅外四围，点核上。

贴痔 麝香 樟脑、朱砂，研，入山田

螺内，待成水，抹头，不拘遍数，以干收为度。

治酒痔下血不止 干丝瓜一枚，连皮子烧，存性，为末，酒下二钱。

痔血不止 检漆根灰，空心下。

木槿散 治痔专封口，能干。木槿花八九月采，阴干。用叶杵傅亦可。

又方 当归一两 黄连二两 乌龟一个

酒煮干，日干为末，蜜丸皂子大。

治脱肛方 理省藤 桑白皮 白矾

煎洗自收。因治玉茎挺长，亦湿热，小柴胡加黄连。有块加青皮；外用热丝瓜汁调五味子傅。

五十九、妇人产胎

【脉】 平而虚者，乳子。阴搏阳别者，妊子。博者近于下，别者出于上，血气和调，阳施阴化也。

少阴脉动甚者妊。少阴，心脉也。尺中按之不绝者妊；三部脉浮沉正等，按之无绝者妊。妊娠初时寸微小，呼吸五至；三月而尺脉数。脉滑疾，重以手按之散者，盖三月也；脉重手按之不散，但疾不滑者，五月也。寸微关滑尺带数，流利往来并雀啄，是妊。左沉实疾大，皆为男，纵者主双；右沉实疾大，皆为女，横者主双。脉浮腹痛，痛引腰脊，为欲生也；脉一呼三至曰离经，沉细而滑亦同；尺脉转急如切绳者，皆便生也。妊三月而渴，脉反迟，欲为水分；复腹痛者，必堕。妊五月六月脉数，必坏；脉紧，必胞漏；脉迟，必水坏为肿。妊六七月脉弦，发热恶寒，其胎愈腹，腹痛，小腹如扇，子脏开故也。当温之以附子。妊六七月，暴下斗余水，必倚而堕。妊七八月，脉实大牢强，弦者生，沉细者死。妊十月，足身热脉乱者吉。少阴脉浮而紧，紧则疝瘕，腹中痛，半产而堕伤，浮则亡血，绝产恶寒。脉微涩为无子，脉弦大为无子，血气虚不足之故也。新产脉沉小滑者生，实大强[1]急者死；沉细附骨者生，数疾不调死。新产因得热病，脉悬小，四肢温者生，寒清者死。新产因伤寒、中风，脉实大浮缓者生，小急者死。脉得浮紧，当身痛：不痛，腹鸣者，当阴吹。寸口浮而弱，浮为虚，弱无血；浮短气弱有热。趺阳浮而涩，浮气喘，涩有寒。少阴微而弱，微少血，弱生风，微弱相搏，阴中恶寒。胃气不泄，吹而正喧，此谷气之寒也，膏发导之。少阴滑而数，阴中必疮；少阴脉弦，白肠必挺核；少阴浮而动，浮虚，动痛、脱下。

【因证治】 胎坠因虚而热；转胞乃血虚有痰；胎漏逼胞，致小便不利；溺出不知时因痰，胎避而下，因血气不能升，四物加贝母、滑石；痰加二陈。恶阻因痰血相搏，半夏汤主之。

妊娠腹胀，乃气不利而虚有热，炒枳壳、黄芩、白术。妊娠寒热，小柴胡去半

① 强：《丹溪手镜》作“弦”，义胜。

夏。胎痛乃血少，四物、香附紫苏汤安胎大妙。

胎衣不下，或子死胎中，或血冲上昏闷，或暴下血，胞干不生

半夏一两半　肉桂七钱半　大黄五钱　桃仁三十，去皮尖

先服四物三两，次服煎汤，姜煎。不效，再服。又半夏、白蔹丸之。

下死胎　肉桂二钱　麝香五分

又方，朴硝半两，童便下。

欲堕方　肉桂一两　瓜蒌一两二钱　牛膝一两　瞿麦半两

绝产方　蚕种纸一尺，烧灰，醋汤调服，永不孕产。

难产，乃败血裹其子。麝香一钱、盐豉一两，青布裹，烧令红，捶为末。秤锤烧红，淬酒下一钱。

又　百草霜　香白芷　伏龙肝单用

童便、醋调下，末下再服。

贝母、白蒺藜、活石、葵子，并治之。

产后阴脱，乃气血下溜。四物、猬皮烧，半两、牡蛎煅、黄芩二两或加升麻饮下；蛇床子布裹熨妙；乌贼骨、硫黄、五味子，共末，糁患处。

产后血晕因暴虚，素有痰饮，瘀血随气上攻。

芎归汤　治暴虚，童便下；治瘀血，荆芥下。

清魂散　治虚。

泽兰叶　人参一两　荆芥一两　川芎　当归半两

温酒灌下。

五灵脂、荆芥，童便下；鹿角灰，酒下。

半夏茯苓汤　治痰饮。

牡丹散　牡丹皮　大黄蒸　芒硝一两　冬瓜子半合　桃仁二十个

水煎服。

浮肿，是胎前宿有寒湿。茯苓　白术　白芍　当归　陈鲤鱼。如法。

又名胎水，俗名子肿，如肿满状，产后

因败血化水，或血虚气滞。

喘急。因营血暴竭，卫气无主，独聚于肺，此名孤阳绝阴，必死。因败血上熏于肺，夺命丹主之；因伤风寒者，旋复花汤主之。

产后不语，因败血迷心窍。产后口鼻黑气起及衄，因胃气绝肺败，气消血散，乱入诸经，却还不得，死矣。

子烦，二火为之。病则苦烦闷。麦门冬、茯苓、黄芩、防风、竹叶。

心痛，因宿寒搏血，血凝其气。五灵脂、蒲黄。醋下。

子痫缺

漏阻。因事下血，胎干不动，奔上抢心，腹中急迫。返魂丹、达生散、天仙方。

产妇临月未涎者，凡有病先以黄芩、白术安胎，然后用治病药。肌热者，黄芩、黄连、黄芪、人参；腹痛者，白芍药、甘草。感冒依解利。

产后诸病，忌用白芍，以黄芩、柴胡主

之。内恶物，上冲胸胁痛者，大黄、桃仁；血刺痛，当归。内伤发热者，黄连；渴者，茯苓。一切诸病，皆依前法。唯渴者，去半夏；喘咳去参；腹胀忌甘草。产后身热血证，一同伤寒。若伤寒内有痛处，脉弦而健，宜解伤寒，血虚无疼，脉弱而涩，宜补其血。

六十、带　下

【脉因】 湿热结于肺，津液涌溢，入小肠为赤，入大肠为白。然任脉自胞上过，带脉贯于脐上，冲、任、督三脉同起而异行，一源而三歧，皆络带脉，统于篡户。因余经往来，遗热于带脉之间。热者，血也。血积多日不流，从金之化，即为白淫。治法同湿证，以十枣、禹功降火流湿之剂良矣。

因痰积下流，渗入膀胱，肥人多有之。二陈汤，加升提为主。

【证治】 三阳其气俱欲竭，血海将枯，滑物下流。其有一切虚寒之证，脉洪大而涩，按之全无，宜以温养之。

李先生之酒煮当归丸，治此证。血虚多加四物；气虚多加参、术；滑甚者，以龙骨、赤石脂涩之。

外有虫唇疮，亦淋露白汁。

小胸丸 治湿热带下，下之；苦楝丸调之。

苦楝酒浸 茴香炒 当归等分

酒糊丸，梧子大，酒下。腰腿痛，加四物四两、羌活、防风各一两。虚加参、芪、甘草，或加白芍。

酒煮当归丸 治一切虚证。上中下元气俱竭，哕呕不止，胃虚之极，脉洪大无力，按之空虚或不鼓，皆中寒之证。

当归一两 茴香半两 黑附炮 良姜各七钱

上四味锉细，以酒一升半，煮至酒尽，焙干炒黄。

盐丁香 苦楝生 甘草炙，各半两 全

蝎三钱　柴胡二钱　升麻一钱　木香一钱　玄胡四钱

上九味，同前酒煮四味，俱末，酒煮面糊丸，空心淡醋汤送下。

固真丸　治脐腹冷痛，目中溜火，此皆寒湿乘其胞内，汁轻伏火。

白石脂一钱，以火烧赤，水飞，研细末　白龙骨一钱，二味以枯以湿　干姜炮，四钱，泻寒水　黄柏半钱，因用引导　柴胡《本经》使一钱　当归一钱，和血脉　白芍半钱导之　人参　黄芪虚甚加之

上白石、龙骨水飞研细外.余同极细，水煮面丸鸡头大，日干，空心汤下，以膳压之。忌生冷、油腻、湿面。血海将枯，加白葵花七朵、郁李仁润燥而滋津液；不思饮食，加五味子。

《衍义》方　治白脓带下，此肠胃有脓也。去尽脓自安。

红葵根　白芷　赤芍药　白矾

蜡丸，米饮下。

又方 治白带、白浊，以黄荆子炒焦为末，酒下。

张用瓜蒂散吐寒痰升气；导水丸下湿热；甘露散调之，利湿热。

燥湿痰方 治肥人。

海石 半夏 南星治痰 黄柏治湿痰 苍术燥湿痰 川芎升之 椿皮 香附调气 牛膝风痛加之

刮热方 治瘦人。

黄柏相火 滑石 椿皮 川芎 黄连性躁加

滑者，加龙骨，加石脂；滞者，加葵花；血虚，加四物。甚用吐下。吐用二陈加苍术；下用白术；调治，神佑丸。

六十一、经　候

【脉】 经脉不行者。血生于心，因忧愁思虑则伤心，心气停结，故血闭不行。左寸沉结，宜调心气、通心经，使血生而自通。或因堕胎，或产多，其血先少而后不通。此为血枯,脉两尺弱小,宜生血。

【因证】 血随气行,结为块,日渐长,宜散之。

久发盗汗,致血脉干枯而经不通,宜补血。是汗出于心,血生于心,血与汗出也。

久患潮热,则血枯燥。盖血为热所消,寒热去则血自生,脾胃不和,饮食减少,则血不生。血者,饮食所化。经云:二阳之病发心脾,女子不月。

血为气引而行。血之来而先有病,皆气之患也;来而后有病者,皆血之虚也;病出意外,皆血之热也。

【治】 将来作痛,乃气实也,桃仁、红花、香附、枳壳、川连。

不及期者,乃血热也,四物加川连。

过期有二,乃血少与痰多也。血少,芎、归、参,紫黑成块加连;痰多,色淡也,肥人多有,二陈加苍术、香附、川芎。

闭而不行,乃虚而热;来成块,乃气之

滞;错经妄行,乃气之乱。

六十二、崩　漏

【脉】 洪数而疾。漏血下赤白,日下数升。脉急疾者死,迟者生;紧大者死,虚小者生。

【因治】 热,血热则流;虚,虚则下溜。盖阴虚阳搏谓之崩。由脾胃有亏,气下陷于肾,与相火相合,湿热下迫,脉洪而疾,先见寒热往来,心烦不得眠,治宜大补脾胃而升其血气。

盖心气不足,其火大炽,在于血脉之中,致脾胃有亏,火乘其中,形容似不病者,此心病也。治法同前,微加镇坠心火之药,补阴泻阳,经自止矣。

盖肾心真阴虚,不能镇守包络相火,故血走而崩也,是气血俱虚,为大寒之证;轻手其脉数疾,举指弦紧或涩,皆阳脱也;阴火亦云或渴,此皆阴燥。宜温之、补之、升之。

脾胃者，血气之根本，周荣滋身；心者，血之府；脉者，人之神。俱不足，则生火故也。

【治】 升阳散火除湿。羌活、防风、升麻、柴胡、川芎；凉血泻相火，生地、黄连、黄柏、黄芩、知母；和血补血，酒洗当归、黄芪。胃口客寒，当心痛，加草豆蔻、炒曲；气短，加参、术；冬寒，加麻黄、桂枝；血气俱脱，大寒证，加附子、肉桂；不止，加阿胶、艾叶，或加丁香、干姜。

四物加荆芥穗、发灰，治血不止如神。单味蒲黄炒黑，亦妙。

治标方 急则治其标。凡药须炒黑，血见黑则止。白芷汤调棕榈灰，后用四物汤加姜调治；五灵脂末亦可；凌霄花末，酒下。

治本方 四物汤。黄连，热则加之；参、芪，虚加之；干姜，寒则加之；黄芩，热则加之。

胎漏方 血虚有热。

地黄生一半，熟一半　白术一两　黄芩炒　枳壳各半两

煎汤，调下地黄末。

六十三、小　儿　证

【脉】 八至者平，九至者伤，十至者困。紧为风痫，沉为乳不消，弦急客忤气；沉而数者，骨间有热。脉小，大便赤青飧泄，手足温者生，寒者难已。

【证】 有四，曰惊、疳、吐、泻。

病，其头毛皆上逆者死；汗出如珠，着身不流者死。

【因治】 有二，曰饱、暖。

小儿十六岁前，禀纯阳气，为热多也。

小儿肠胃常脆，饱食难化，食则生积为痰。肝则有余，肾尚不足，肝病亦多也。

张，皆归之湿热。常以牵牛、大黄、木通为丸，以治诸病。

惊，因热痰，主急，当泻，降火痰丸，养血汤下；因脾虚，主慢，当补，朱砂安神丸，

参术汤下。

疳，因土热也。川连去热，炒二钱　胡黄连去果子积，半钱　阿魏去肉积，醋浸　神曲各一钱

丸如米大。

啼，因肝热，姜汁炒川连、甘草、竹叶。煎服。

吐泻脾虚。

斑疹是火，与前丹疹条下同。

夫恶血留于命门，伏于一隅，待气虚、血虚、脾损，相火生焉。二火交炽，煎熬太阴，其证呵欠，寒热喷嚏，手足梢冷，睡惊，俱属少阳相火、少阴君火显证。自吐、吐泻者，邪出也，即吉。宜消毒解火；大便不利，当微利之。身温者顺，身凉者逆。

痘同疹论，切忌热药亦勿泥。

宜分气血　虚则补之。气虚四君，血虚四物。吐泻少食，为里虚；陷白倒靥，面灰白，为表虚。不吐泻能食，为实，宜解毒，芩、连等是也。实则更补，必结痈脓也。

解毒方 丝瓜 升麻 白芍酒炒 甘草 糖球 黑豆 犀角 朱砂

单用丝瓜煮汤亦可。

血痢三黄汤 食积利用。

炒曲 苍术 白芍 黄芩 白术 甘草 陈皮 茯苓

下保和丸。

治小儿虫用 胡黄连 川连 芜荑 山楂 神曲 青陈皮 芦荟

和丸。

急、慢惊风 辰砂一颗、全蝎一枚，生犬血，快研，服。

六十四、杂　证

湿热，相火病多，土火病多。气常有余，血常不足，肥人血多、湿多；瘦人气实、热多。白者，肺气弱，血不足；黑者，肾气有余，忌黄芪。热伤血，不能养筋，故为拘挛；湿伤筋，不能束骨，故为痿弱。

气属阳，无寒之理，下用补相间；劳病

忌寒药，此东垣之旨也。寒不得热，是无火也；热不得寒，是无水也。肺痈，非吐不可。

辛苦、饥饱，疼痛皆伤血。服药之力峻，须用酸收。指甲卷，是血少不养筋。身如被打，湿伤血也；亦有血虚而痛。腑病责脏用，脏病责腑用。气血弱，远枳壳，以其损气也；血盛忌丁香，以其益气也。

治病先调气。病分气血阴阳，昼增夜静，是阳气病，而血不病；夜增昼静，是阴血病，而气不病。夜静日恶寒，是阴上溢于阳；日夜并恶寒，是阴部大盛，兼有其阳，当泻其寒、峻补其阳。夜静日热，是阳盛于本部；日静夜恶寒，是阴盛于本部。日安夜躁烦，是阳气下溜于阴中，当泻其阳，峻补其阴；日恶寒夜烦躁，为阴阳交，饮食不入，必死。伤寒、中暑，与伤饮食一般。人火正治，龙火反治。

诸病有郁，治之可开。恶心，有热，有痰，有虚。悲者，火乘金。阳绝则阴亏，阴气若盛，阳无暴绝之理。虚劳，不受补者死。诸病发热者，风、寒、暑、湿、燥、火七情，皆能发热。寒湿同性，火燥同途，非也。寒宜温之，湿宜燥之，火宜降之、凉之，燥宜润之。诸病寻痰火，痰火生异证。

诊脉、观形、察证，三者殊途，不可执一。

诸病先睹胃气。

六十五、杂　　治

恶寒　有湿痰积中，脉沉缓，抑遏阳气，不得外泄，身必恶寒。宜江茶入香油、姜汁吐其痰，以通经散去麻、硝、黄，加归、地黄。伏脉，有热甚而血虚，亦恶寒。脉沉而涩，宜四物倍地黄、术、芪、柏、参、甘草。

战栗　有热　一阳发病，少气善咳善泄，其传为心掣。掣，动也。子母传故泄，理中主之。

劳风　法在肺下，使人强上冥视。劳生热，唾出若涕；感风，恶风而振寒。肺主皮毛。宜通经散加半夏、归。

痹气　乃阴气盛而血不荣，故身寒如水中，皆虚寒之证，宜姜、附。

五实五虚　脉盛、脉细，心；皮热、皮寒，肺；腹胀、饮食不入，脾；闷瞀、气少，肝；前后不通、泄利前后，肾。

阴滞于阳　有作劳而冷，饮酒醉，次日膈痛似饥，过饱，遂成左胁痛有块，脉细涩沉数，服韭汁、桃仁、童便等安。又有如前，左乳痛有核，服石膏、白芷、干葛、瓜蒌、蜂房等。

阳滞于阴　有事不如意、衄如注，脉浮数，重而大且芤，四物加萱草、姜汁饮之。有逃难饮食下血，脉沉涩似数，以郁金、芎、芷、苍、芍、葛、香附。右肾属火，补之以巴戟、杜仲之类；左肾属水，补之以地黄、山茱、黄柏之类。

六十六、脏　　证

肝　胃脘当心而痛，上支两胁，肝经。

膈咽不通，饮食不下，土衰病。甚则耳鸣眩转，目不识人，善暴僵仆，里急緛戾，胁痛呕泄，令人善怒也，虚则目无所见，耳无所闻，善恐，如人将捕之。

心 胸中热，嗌干胠满，皮肤痛，寒热咳喘，惊或狂妄，一切血证，胸中痛，胁支满，膺背肩胛间痛。虚则胸腹大，胁下与腰背相引而痛。

脾 跗肿骨痛，阴痹腰脊头项痛，大便难，积饮痞膈，霍乱吐下，飧泄肠鸣，脾热之主虚。

肺 骨节内变，右胠胁痛，寒侵于中，鹜溏，心胁满引小腹，不可反侧，嗌干，面尘脱色，丈夫㿗疝，妇人小腹痛。实则咳逆肩背痛；虚则少气不能报息，耳聋咽干。

肾 腰腿痛，大关节不利，屈身不便，腹满痞坚，寝汗。实则腹、胫肿身重；虚则胸中满，大小腹痛，清厥。

六十七、七 情 证

怒 为呕血，飧泄，煎厥，薄厥，胸满胁痛，食则气逆而不下；为喘渴烦心；为消脾肥气，目暴盲，耳暴闭，筋缓。怒伤肝，为气逆，悲治怒。

喜 为笑，毛革焦伤，气不收，甚则狂。喜伤心，为气缓，恐治喜。

悲 为阴缩筋挛，肌痹脉痿，男为数溲，女为血崩，酸鼻辛颏，泣则臂麻。悲伤肺，为气消，喜治悲。

惊 为痰涎，目睘吐，痴痫不省人事。惊伤神，为气乱，思治惊。

劳 为咽噎喘促，嗽血唾血，腰重痛，骨痿，男少精，女不月。劳伤血气耗，逸治劳。

思 为不眠，好卧昏瞀，三焦痞塞，咽喉不利，呕苦筋痿，白淫，不嗜饮食。思伤脾，为气结，怒治思。

恐 伤肾，为气不行，思治恐。

六十八、杂　脉

寸口脉但实者，心劳。寸口脉沉，胸中气短。浮而绝者，气辟；大而滑，中有短气。数而不加六至者，为滑；微弱者少气。尺脉沉滑者，寸白虫。男女皆当以左手尺脉常弱，右手尺脉常盛，为平。阳盛阴虚，下之安；二寸实大，尺短少，此伤寒之邪，乘其里虚而入于腑者是也。如尺脉弱寸强，则阴不足阳往乘之，下之安，汗之死。余以类推。脉俱弦，指下又虚，脾胃虚弱证。食少而渴，痞。腹中痛窄狭，二便不调，脉俱沉紧，按之不鼓，膀胱胜小肠也。或泻利不止而腹胀，或纯白赤，或杂血便多，不渴，精神少，或面白脱色，此失血之故。或面黄而气短，此元气损少之故。是丙火小肠为壬膀胱所克而外走也，屯火投于水，大寒之证，宜温之则愈。姜、附各半两、赤石脂四钱半，飞、朱砂一两，研。茯苓汤下二三十丸。

脉，诸按之不鼓为虚寒。二寸短少，谓之阳不足，病在下。脉，诸搏手，为寒凉或寒药治之，脉虚，亦姜、附，脉二手相似而右为盛，皆胃气虚；二寸求之脾胃，当从阴引阳。脉中少有力，盛甚则似止，胸中元气不及。脉贵有神。神者，不问迟数之病，中外有力者，为神也。脉，诸短为虚。二关脉实，上不至，发汗；下不至，利大便。脉，诸大为虚。二关脉沉细，纯虚也，宜补之。脉涩与弦而大，按之有力为实，无力为虚。脉沉迟，寸微滑者为实。二尺不见，或短少，乃食塞，当吐之。凡脉盛大以涩，外有寒证，名寒中。乃寒独留，血脉泣，故大也，脉大而实，不可益气。滑脉关以上见，为大热；关以下见，为大寒。火并于上，以丙火化；火并于下，以壬水化。杂病脉沉者，多属痰，宜吐。伤寒寸脉浮滑者，有痰，宜吐。劳热，脉沉细无火者死。阳脉浮，阴脉弱者，则血虚，血虚则筋急。凡有者为实，无者为虚。假令脉浮则为阳盛阴虚，脉沉则为阴盛阳虚，此有则彼无，彼有则此无。又如弦则木实、金亏、土虚。浮诊见者，为腑，为上部，为阳；按之见者，为脏，为下部，为阴。脉来者，为阳，为气；去者，为阴，为血。假如脉来疾去迟，为阳有余而阴不足也，故曰外实内虚是也。出以候外，疾为实；入以候内，迟为虚。寸微尺紧为虚损，阴盛阳微之故也。诸浮脉无根死，脏腑无根故也。

长病脉 虚而涩、虚而滑、虚而缓、虚而弦、微而伏、浮而结、浮而滑、实而大、实而滑、细而软，如蛛丝、羹上肥，如屋漏，如雀啄，如霹雳，如贯珠，如水淹。已上此脉，得之则生，反之则死一本如水淹之下，注曰皆死脉也。无已上此脉，得之则生，反之则死三句。有识者详之。卒病与长病条下，反之则死。人病甚，脉不调难差，脉洪者易已。

形脉相应 肥人，脉细欲绝者死。瘦人，脉躁者死。身温，脉滑者死。身滑，脉涩者死。身小，脉大者死。身大脉小者死，身短脉长者死。身长脉短者死。

六十九、察　视

黑气起于耳目鼻上，渐入口者死。白色者亦然。赤色见于耳目额上，五日死。张口如鱼，出气不反者死。循衣摸缝者死。无热妄语者死。遗尿不知者死。爪甲青者死。爪甲肉黑者死。舌卷卵缩者死。眉倾发直者死。唇反人中满者死。阴阳俱闭，失声者死。神气不守，声嘶者死。汗出不流者死。口臭不可近者死。回目直视，肩息者死。齿忽黑色，面青目黑，面青目黄，面青目白，面青唇黑者，皆死。面白目黑，面白目白，皆死。面赤目黄，面赤目白死。面黑目白死。面黑胁满，不能反侧者死。面黑唇青死。面黑目青死。面黄目白，面黄目青，面黄目黑死。已上黑如燃，白如枯骨，赤似血，青似草，方为死候。

心绝肩息，回盼目直，一日死。肺绝气去不快，口如鱼，三日死。骨绝，腰脊痛，不可反侧，五日死。脾绝口冷，足肿，胀泄，十二日死。肾绝大便赤涩下血，耳干，脚浮，舌肿者，六日死。筋绝魂惊虚恐，手足爪甲青，善呼，骂不休，九日死。肠绝发直，汗出不止，不得屈伸，六日死。肝绝恐惧伏卧，目直面青，八日死。又即时死。胃绝齿落，目黄者，七日死。

七十、汗

脉，沉微、细弱不可汗。沉细为在里，微弱气血虚，浮而紧，法当身痛，当以汗解。假令尺脉迟者，不可汗，此血微少故也。阴病脉细沉数不可汗，病在里之故也。伤寒风湿。素伤于风，复伤于热，四肢不收，头痛身热，常汗不解，治在少阴、厥阴，不可汗。汗之谵语内烦。不得卧，善惊，目乱无精光。伤寒湿温，素伤于寒，因而中暍，若两胫冷腹满，头目痛妄言，治在足太阴，不可汗。汗出必不能言，耳聋，不知痛所在，身青面变死。伤寒头痛，形象中风，常微汗出，又自呕者，心懊侬，发汗则痓。伤寒脉弦细头痛，而反热，此属少阳，不可汗。太阳与少阳并病，头项强痛，或眩冒，心下痞坚，不可汗。少阴病，咳而下利谵语者，此强汗之故也。咽中闭塞不可汗，汗之则吐血。厥阴不可汗，汗之声乱咽嘶。亡血家不可汗，汗之则寒栗。衄不可汗，汗之必额陷直视。淋家不可汗，汗之必便血。疮家不可汗，汗之则痓。汗家不可重汗，汗之必恍惚，脉短者死。冬时发其汗，必吐利口疮。下利清谷不可汗，汗之必胀满。咳而小便利，或误汗之，则厥逆。诸逆发汗，微者难愈；剧者言乱，睛眩者死。动气在，不问左右上下，一切不可汗。

脉，浮大可汗。问病者，设利，为虚而不可汗也。浮而紧可汗。太阳病，脉浮弱，可汗。浮而数者，亦可汗。脉迟汗出多，微恶寒，表未解，可汗。热如疟，此为阳明，脉浮虚，可汗。身痛，清便自调，可汗。

声　明

由于年代久远，在本书的重印过程中，部分点校及审读者未能及时联系到，在此深表歉意。敬请本书的相关点校及审读者在看到本声明后，及时与我社取得联系，我们将按照国家有关规定支付稿酬。

天津科学技术出版社有限公司